診断推論
奥義伝授

著 野口善令
名古屋第二赤十字病院副院長／第一総合内科部長

謹 告

本書に記載されている事項に関しては，発行時点における最新の情報に基づき，正確を期するよう，著者・出版社は最善の努力を払っております．しかし，医学・医療は日進月歩であり，記載された内容が正確かつ完全であると保証するものではありません．したがって，実際，診断・治療等を行うにあたっては，読者ご自身で細心の注意を払われるようお願いいたします．
本書に記載されている事項が，その後の医学・医療の進歩により本書発行後に変更された場合，その診断法・治療法・医薬品・検査法・疾患への適応等による不測の事故に対して，著者ならびに出版社は，その責を負いかねますのでご了承下さい．

序文

　野口・福原は，2008年に「誰も教えてくれなかった診断学—患者の言葉から診断仮説をどう作るか（医学書院）」を上梓し，臨床医に最も重要な素養は，手技のスキルにもまして，思考力・判断力であることを強調し，診断推論の考え方を解説しました．それまでは個々の臨床医の経験に依存して体得していた診断に至るまでの思考過程を体系的にまとめるという日本で初めての試みでしたが，幸いなことに広く受け入れられ，診断推論の考え方は日本の医療界に定着し，「診断推論」「臨床推論」「鑑別診断」「診断仮説」「想起」など以前は耳慣れなかった用語も臨床医の共通言語になりました．日本の医療現場に診断推論の考え方を普及させるべく長年努力してきた筆者らには大変うれしいことです．

　しかし，上梓から約10年が経過し，「診断推論」に関わる質問も多く頂くようになり，自分の中でも「診断推論」についての考察が深まった結果，いろいろな不足点が出てきました．「診断推論」についての基本的な理解が広まった現在，前著を補い，疑問を掘り下げるかたちで，さらに深い内容を論じていく時期がきたと思われます．

　前著を「診断推論」の入門編とすれば，本書は上級編に当たるもので，①直感を鍛える，②推論を深化させる，を2つの大きなテーマとしています．直感は，無意識の領域で働くものだけにダイレクトに鍛えることはできず，やはり推論を介してトレーニングすることになりますが，その相互作用に多くの紙面を費やしました．内容は，雑誌Primariaに連載した「誰も教えてくれなかった診断推論」に大幅に加筆修正したものです．

　本書が，読者の皆様の診療の助けとなり，ひいては患者さんの苦悩

を軽減する一助になれば望外の幸いです。

　なお，本書の執筆に際しては，京都大学大学院 福原俊一教授にはご助言を，千葉大学医学部附属病院総合診療科 生坂政臣教授，大船中央病院 須藤博先生，星が丘耳鼻咽喉科 永井世理先生，名古屋第二赤十字病院救急科 稲田眞治先生，茂木まや子氏には資料提供を，認定NPO法人健康医療評価研究機構iHope International，雑誌Primaria編集部には様々な支援を頂きました。末筆ながら，深く感謝の意を表します。

2019年7月　　　　　　　　　　　　　　　　　　　　　　野口善令

目次

1章 イントロ
1. 診断が難しいとは何を意味しているのだろう　1

2章 「直感」と「推論」
1. 認識の方法　9
2. 直感の強みと弱み　21

3章 直感をみがく
1. ゲシュタルトを鍛える　34
2. 典型と非典型　49
3. ゲシュタルトを把握するツール　67

4章 推論をみがく
1. 「推論」の成り立ち　82
2. 複雑症例の攻略　120
3. Occam's razor vs Hickam's dictum　143
4. Too many differentials will kill you　153

5章 診断推論のフレームワーク
1. Pivot & cluster strategy (PCS)　173
2. Horizontal-vertical tracing (HVT)　181
3. Treat／no Treat，Treat／Test／Wait　187

6章 診断推論の地雷疾患
1. 急性喉頭蓋炎　196
2. くも膜下出血　205
3. 急性冠症候群 (ACS)　214
4. 大動脈解離　222

column

1	直感? 直観?	32
2	ピザのゲシュタルト	47
3	ゴールドスタンダードを考える	61
4	意識下を動かす	77
5	診断特性	112
6	事前確率	138
7	ワーキングメモリ	151
8	アドバンストステップの推論の話題	168
9	AI（人工知能）と診断	230

	索引	239

1 診断が難しいとは何を意味しているのだろう

はじめに

　誰にも診断が難しいと感じた症例の経験はあるだろう。では，私たち臨床医は，どんな症例に対して診断が難しいと感じるのだろうか。
　研修医が初診を担当して診断が難しかった症例，診断がつかないという理由で紹介された症例を見つつ，難しさの要因を検討してみよう。

症例 1	27歳，男性
主訴	全身の痛み
現病歴	約2週間前より37.5℃の発熱，咽頭痛，体の節々の痛み，腰痛あり。痛い部分は，手指，両肩，両膝から，両肘，両足首へ広がった。こわばりがあるが朝だけではない。近医で，ロキソニン®，フロモックス®を処方されたが，ほとんど改善なし。咽頭痛は軽快・増悪を繰り返している。患者が問診票に描いた，痛みのある箇所を図1に示す。

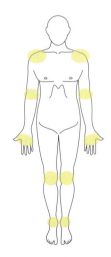

図1　患者が描いた痛みのある部位

症例 2　77歳，女性

主訴	全身倦怠感，食欲不振，意識レベル低下
現病歴	老健施設入所中で，もともとのADLは一部介助により自立していた。1週間前頃より食欲低下があり，活気がなく，発語も少なくなってきた。食事量は普段の半分程度で，水分摂取も少なくなった。どこか痛い，具合が悪いという明確な意思表示はないが，常につらそうな表情になった。4日前より寝たきりになり，さらにレベルも徐々に悪くなってきた。受診当日は，医師の往診を受けたが反応が悪いため，救急外来を紹介受診した。
既往歴	高血圧，脳梗塞，心筋梗塞，腰椎圧迫骨折
服薬歴	エディロール®，ランソプラゾール，リシノプリル
身体所見	BP：167/88mmHg, HR：67, RR：16, BT：36.6℃, SpO_2：97%（RA），意識レベル：GCS；E4V4M6, JCS；Ⅰ-2, 年齢・場所・日付の見当識なし。

症例 3　21歳，女性

主訴	手足のむくみ
現病歴	受診1週間前に左手指輪のはめにくさに気づく。翌日には腕時計もはめにくくなった。朝のこわばり，痛みや痒み，体重増加なし。
既往歴	特記すべきことなし。
身体所見	両手首より末梢（特に手背），下腿遠位1/3より末梢から足背に，わずかに圧痕を残す浮腫がある。
血液検査所見	WBC：15,400/μL, Hb：14.2g/dL, Plt：29.7×10^4/μL, WBC分画：Eos；48.8%, Eos絶対数；7,515/μL
生化学検査	異常認めず。

症例 4	44歳，女性
主訴	発熱，皮疹
現病歴	1.5カ月前，微熱と咽頭痛が出現した。トランサミン®，カロナール®，ジェニナック®を処方されたが症状は持続。1カ月前，40℃の発熱と心窩部痛があり，皮疹も出現した。採血にて炎症反応と肝酵素上昇を指摘された。2週間前，自然に37℃前後に解熱し皮疹も改善傾向となった。受診前日，再び38℃台の発熱・皮疹が出現し，筋肉痛も伴った。炎症反応高値，肝機能障害の悪化，血小板減少を認め，紹介受診となった。
身体診察	四肢体幹に軽度で盛り上がりのある淡い斑状紅斑の散在，右頸部リンパ節腫脹を認めた。

ここで挙げた病歴を見てどんな印象を受けただろうか。最終診断はこの項の最後に挙げたので，ご自身の受けた印象と比べて確認して頂きたい。

「診断が難しい」「わからない」と感じるのは，以下に挙げるいずれかの理由でひっかかっていることが多いのではないだろうか。

①スナップ的に診断名がひらめかない

上記で挙げた症例は，病歴だけではひらめきが得られにくく，直感的に一発診断できないものが多いのではないだろうか。もしかしたら，**症例1**や**症例3**などは，診る人が診れば「たぶんこれだ」という感覚がひらめくかもしれない。臨床経験を積むほどスナップ的に診断できる範囲は広がるが，いくら経験を積んでも，どうしてもスナップ診断ができない症例は存在する。ひらめかなければ分析的・系統的なアプローチで攻める必要がある。

②訴えが非定型的，非特異的である

症例1の「全身が痛い」という訴えは，漠然としており非定型的な症候である。もう少し患者から詳しく症状を聞き出して，医学的なプロブレムに落とし込まないと鑑別診断を想起するのが難しい。**症例2**の全身倦怠感，

意識レベルの低下なども，様々な疾患で出現する非特異的な症候で，特定の疾患に結びつきにくく苦手意識を抱きやすい訴えである。

③なじみのない訴えである

症例1の「全身の痛み」，**症例3**の「手足のむくみ」，**症例4**の「皮疹」は，内科系には苦手であまりなじみのない領域の症候かもしれない。

④訴えに対する鑑別診断が浮かばない

③とオーバーラップするが，訴えが非定型的，非特異的，なじみがないなどの場合は，鑑別診断を想起できないことにもつながる。

⑤複雑な症例である

症例4のように症状，所見が1つの臓器にとどまらず，様々なところに出現すると診断は難しいと感じる。複雑とは，所見が多臓器・多系統にわたるという意味である。1人の患者に複数の疾患が存在する場合と，1つの疾患で症候・所見が多臓器・多系統に現れる場合がある。後者には，膠原病，一部の感染症（感染性心内膜炎，肺外結核，HIV，梅毒），悪性リンパ腫などがあり，これらは診断が難しい疾患の代表でもある。

⑥鑑別診断は挙がるが絞り込むことができない

医学生の勉強会での共通の悩みとして，鑑別診断はたくさん挙がるが，消す（除外する）ことができないということがある。そのためオーダーすべき検査が膨大になってしまう。従来の教育の中で除外診断のトレーニングがあまりされてこなかったことの弊害でもある。

本書では，最近の知見も紹介しながら，ここで述べたような診断推論の弱点になっている部分の補強を行ってみたい。——願わくは読者の「なぜ診断できないのか？」という疑問の解決に少しでも役立つように。

最終診断

①症例1 ➡ 関節リウマチ

図1は，小関節を中心とした左右対称の多関節炎で，関節リウマチにおける罹患関節の分布の特徴をよく表している．関節リウマチという鑑別診断が強くひらめいたので，身体診察で関節腫脹の確認，リウマトイド因子，抗CCP抗体のチェックなどを経て，最終診断は，関節リウマチとなった．

②症例2 ➡ 高カルシウム(Ca)血症(活性型ビタミンD_3製剤；エディロール®による)

様々な既往歴のある高齢者が亜急性の経過で衰弱してきたような印象を受ける．症状所見が非定型的・非特異的でひらめくものがなく，診断が難しいと感じるだろう．老衰にしては経過が急すぎるように感じるが，それ以外の治療可能な疾患・病態があるのかどうかの判断も難しいかもしれない．結局，この症例では倦怠感・衰弱のcommonな原因のスクリーニングが決め手となり，高Ca血症(血清Ca：13.3mg/dL)が明らかになった．

エディロール®中止，補液，フロセミド投与によって血清Caが正常化するとともに症状は消失し，ADLも元のレベルまで回復した．

高Ca血症は，漠然とした体調の悪さ，倦怠感，疲労感，食欲不振，便秘から始まり，重症では，筋力低下，口渇，多飲，多尿，悪心，嘔吐，傾眠，めまい，昏睡などが出現する．特徴的な症状に乏しいので，漠然とした体調の悪さの鑑別診断として高Ca血症を常に想起して血清Ca濃度をオーダーしないと診断できない．

③症例3 ➡ 好酸球性血管浮腫

好酸球性血管浮腫の病像を知っていたので，スナップ的な診断ができた．そうでない場合は，好酸球増加の鑑別診断を挙げて，1つひとつ検討

していくことになる（2章2症例1 ☞p22, 3章3症例1 ☞p68参照）。

④症例4 ➡ 成人スティル病（マクロファージ活性化症候群または血球貪食症候群合併）

受診時の血液・尿検査，血液培養，胸部X線は**表1**のような結果であった。また，problem list（**表2**）のように異常所見が多臓器・多系統にわたっており，複雑な症例である。

表1 症例4の入院時血液検査

血算			生化学		
WBC	7,500	/μL	ALP	1,630	U/L
Neut	93.8	%	γ-GTP	367	U/L
Lymph	3.3	%	T-Bil	2.23	mg/dL
Mono	1.1	%	Cre	0.67	mg/dL
Eos	1.5	%	BUN	15.5	mg/dL
Baso	0.3	%	Na	135	mmol/L
RBC	438	×10⁴/μL	K	4.1	mmol/L
Hb	12.0	g/dL	Cl	100	mmol/L
MCV	80.6	fL	TG	144	mg/dL
MCHC	26.9	g/dL	CRP	9.04	mg/dL
Plt	11.1	×10⁴/μL	凝固		
血液像目視			PT	14.7	sec
異常所見なし			PT活性	65.3	%
尿			PT-INR	1.2	
異常なし			APTT	22.9	sec
生化学			FIB	326.5	mg/dL
TP	6.98	g/dL	FDP	193.5	μg/mL
Alb	3.04	g/dL	D-dimer	95.5	μg/mL
CK	25	U/L	血液培養		
AST	1,123	U/L	2セット陰性		
ALT	834	U/L	胸部X線		
LDH	1,919	U/L	異常所見なし		

表2　症例4のproblem list

＃1	発熱	＃6	血小板減少
＃2	咽頭痛	＃7	AST／ALT上昇
＃3	筋肉痛	＃8	ALP／γ-GTP／ビリルビン上昇
＃4	心窩部痛	＃9	CRP上昇
＃5	紅斑	＃10	PT延長／FDP・D-dimer上昇

表3　成人スティル病の分類基準

大項目
1. 発熱（≧39℃，1週間以上持続）
2. 関節痛（2週間以上持続）
3. 定型的皮疹
4. 80％以上の好中球増加を含む白血球増加（≧10,000/μL）

小項目
1. 咽頭痛
2. リンパ節腫脹あるいは脾腫
3. 肝機能異常
4. リウマトイド因子陰性および抗核抗体陰性

大項目2項目以上を含み，合計5項目以上で成人スティル病と分類する。ただし，除外項目は除く。
参考項目：血清フェリチン著増（正常上限の5倍以上）
除外項目：感染症，悪性腫瘍，膠原病

（文献1より引用）

　鑑別診断として，ウイルス性肝炎，伝染性単核球症，全身性エリテマトーデス，急性HIV症候群，成人スティル病などが挙がる。この症例は，成人スティル病の分類基準（**表3**）[1]を満たし，さらに精査の結果，フェリチンの異常高値（9,009ng/mL），骨髄検査の異常（活性化した単球，リンパ球，血球貪食像）を認め，上記の最終診断となった。

まとめ
➡診断が難しいと感じる理由には以下のものがある。
①スナップ的に診断名がひらめかない
②訴えが非定型的，非特異的である
③なじみのない訴えである

④訴えに対する鑑別診断が浮かばない

⑤複雑な症例である

⑥鑑別診断は挙がるが絞り込むことができない

■ 文 献

1) Yamaguchi M, et al：Preliminary criteria for classification of adult Still's disease. J Rheumatol. 1992；19(3)：424-30.

2章 「直感」と「推論」

1 認識の方法

　私たち臨床医の実際の診断では，直感が果たしている役割は相当大きい。直感が働いてひらめきが得られる症例は診断が難しくない。「ドンピシャリこれだ」というひらめきはなくとも，「だいたいここら辺ではないか」とひらめいた疾患を狙って検査をし，確定診断に持ち込むことはよくある。

症例 **1**	89歳，女性
主訴	頭痛，意識障害
現病歴	受診当日，深夜2時30分頃にトイレへ行った後，「頭が割れるように痛い」と息子に訴えた後に意識消失した。救急車内では呼吸が浅く，経口エアウェイを挿入した上での搬送となった。
身体所見	BP：183/97mmHg，HR：100，RR：19，BT：35.6℃，意識レベル：GCS：E1V2M6，明らかな麻痺認めず，Babinski両側（一）

　病歴の要点を聞くだけで，多くの臨床医の頭の中にはくも膜下出血の病名がひらめく。頭部単純CT（**図1**）で，くも膜下出血を確認するという診断の流れの見通しも立つため，診断は難しくないと感じられる。これと比べると，1章の**症例2**（77歳，女性，全身倦怠感・食欲不振・意識レベル低下☞p2, p5参照）は，いろいろと既往歴のある高齢者が亜急性に衰弱してきたような経過である。老衰にしては経過が急すぎるように感じるが，症状

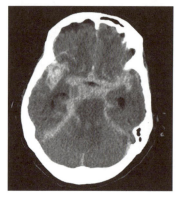

図1 症例1の頭部単純CT

所見からひらめくものがない。とっかかりがなく，どこから手をつけてよいのかわからないといった印象で，診断が難しいと感じるかもしれない。

直感と推論

　診断とは，患者を目の前にして，「この患者の持つ病気はAである」と認識する思考作業である。診断に限らず，自分が何かを認識するプロセスを内省してみると，その方式には2種類あることに気づく。**直感**と**推論**である。

　日常生活では，私たちはほとんどの認知・認識を直感ですませている。**図2**の写真を見ると瞬間的にネコという認識が自動的に浮かび上がってくる。これは，一目瞭然でまったく自明であると感じられるが，無意識的な働きである。無意識的とは，根拠を明示的に自覚してはおらず，なぜそう感じるのかは自分でも説明ができないという意味である。たとえば幼児になぜこの動物がネコなのかという理由を言葉で説明しようとすると，かなり難しいことに気づくだろう。

　一方，**図3**は，一見してこの動物の名前はわからないかもしれない。見たことがない，まったく知らないと認識するのをあきらめるか，ブタなど自分が知っている一番近いものを思い浮かべるかのいずれかではないだろうか。

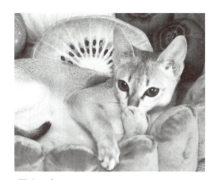

図2　ネコ

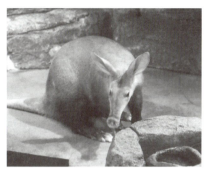

図3　見慣れない動物
正解は「ツチブタ」。この動物はブタの名前をつけられているが，分類学上はブタとはまったく関係のない哺乳類である

直感による診断

　直感的認識は，対象を見るのとほぼ同時に，意識下から自動的にわき上がる感覚とともにひらめくように認識するプロセスである．視覚が中心的な役割を果たすが，聴覚や嗅覚など，五感はすべて直感的診断に働くことがある（表1）．実際に，独特の臭いで糖尿病性ケトアシドーシス，肝性脳症，宿酔などが直感的に診断できることはある．患者の体液や排泄物に対して，味覚を使った直感的診断を強要されることがないのは医師にとって幸いだが，これはやってみれば案外成立するのかもしれない．

　「何となくおかしい」「変だ」「理屈で上手く説明できないが何か確信がある」という感覚，いわゆる第六感として認識されることもある．英語ではsixth senseだが，もう少しまがまがしいニュアンスを込めてgut feeling（直訳すると内臓感覚）と呼ばれることもある．一見して患者の印象が悪い，全身状態が悪いのではないかと感じるのがこれに該当する[1]．

　感覚により認知するだけでなく，疾患の症状，所見などの組み合わせからキーワードのまとまり（複数のキーワードの組み合わせ）に気づくことで認識する思考プロセスも直感に含まれる．

表1　直感的診断のもととなる感覚

視覚	皮疹 ➡ 帯状疱疹
聴覚	心雑音 ➡ 僧帽弁逆流
嗅覚	ケトン臭 ➡ 糖尿病性ケトアシドーシス
第六感（いわゆる勘）	患者の外観 ➡ 全身状態不良
キーワードの組み合わせ（SQ）	突然発症＋激しい頭痛 ➡ くも膜下出血

　放射線診断の領域では，異常所見を見つけるのに全体を見てぱっと見つける方法と，系統的に読影する方法の2つがあるとされてきた。前者は，Aunt Minnie approach（無限にいそうな，よく似たおばさんたちの中から瞬時にミニーおばさんを見つける能力）というニックネームがついており，直感的認識を利用している。系統的な読影は分析的な推論によるアプローチに当たる[2]。

　直感は，消費するエネルギーが少なく，素早く，効率的に認識できるが，ある種のバイアスに弱く間違った結論に至ることもある。直感による診断は，無意識的，自動的で意識による理由づけを必要とせず，自明と感じられる。経験を積んだ臨床医は，診断をつけるという思考作業の8〜9割程度を直感的に処理し，一発（スナップ）診断しているようである。

推論による診断

　対象を見て直感的に認識できないときには推論が発動して分析的，論理的な推論が行われる。図3を見て，すぐにどんな動物か認識できない場合には，大きさや目，鼻，耳の形などから推し量ってブタの仲間ではないかというような推論が行われる。

　診断の分析的なアプローチをもう少し詳しく見ると，仮説形成と仮説検証を繰り返して結論に至る。

①仮説形成の段階では，「これはA病ではないか」という疑い（仮説）を持つ。この疑いが診断仮説（鑑別診断のリスト）となる（図4）。

②仮説検証はリストに挙がった鑑別疾患の可能性（確率）を吟味していく作業である．仮説検証の段階では情報を集め，それを用いて仮説を肯定/否定できるのかを検証していく（図5）．仮説検証のゴールは，仮説を肯定/否定する情報を集め，吟味して，この確定診断または除外診断に至ることである（図6）．

推論はエネルギーを消費する思考作業で脳に対する負担が大きく，面倒くさいと感じられがちである．また，時間がかかる．

筆者らの他著では，診断の思考過程を，「推論＝分析的アプローチ」「直

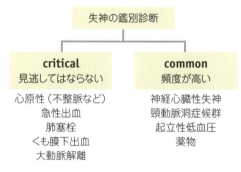

図4　仮説形成の例：失神の鑑別診断

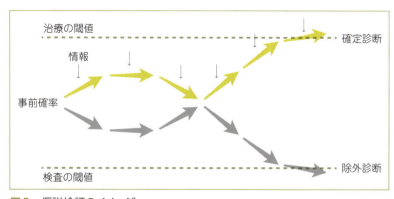

図5　仮説検証のイメージ
情報を得て検証することで疾患の確率が変化していく

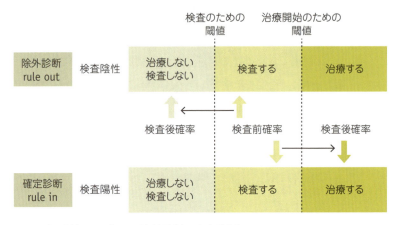

図6　仮説検証のゴール：除外診断と確定診断

感＝パターン認識」として紹介した[3]。この2つのシステムは独立して別々に働くものではなく，臨床医の実際の診断思考プロセスでは相互に補いながら，動的に両者の間を行ったり来たりしながら診断に到達する。

二重過程理論 (dual process theory)

「二重過程理論」は，人間の認知・認識は「直感」と「推論」の2つの様式を組み合わせて行われていると説明している。直感による認識を「システム1」，分析的な推論を「システム2」と呼ぶ。両者の特徴を**表2**[4]に示した。

観察の起源は古いが，「認識の様式には2種類ある」とある程度まとまった形で最初に論じたのは19世紀の哲学者・心理学者William Jamesのようである。自分で内省してみれば認識の様式には2種類あることに誰もが気づくが，認知心理学で扱われるようになったのは1970年代以降で，この2種類の認知様式にいろいろな命名がされているのをStanovichがまとめている（**表3**）[5]。TverskyとKahnemanは，ヒトは問題解決，判断，意思決定を行う際に，規範的で合理的，論理的な思考によらず，これまで

表2 システム1と2の特徴

	システム1：直感	システム2：推論
性質	帰納的，連想的	演繹的，規則に基づく
同義語	パターン認識，ゲシュタルト効果，スナップ診断，一目瞭然，ひらめき，ヒューリスティック，暗黙知	系統的推論，分析的アプローチ，狭義の診断推論，論理的思考，規範的思考，形式知
速度	高速	低速
処理	並列	逐次的
コントロール	自動的，無意識的	柔軟，意識的
消費エネルギー	少ない	多い
能力	高い	有限
言語化，伝達，学習	言語化できない，個人的，名人芸，伝達不能，学習が遅い	言語化できる，普遍的，伝達可能，学習しやすい
過誤	比較的多い	稀
科学的厳密性	低い	高い

（文献4より作成）

の経験や知識をもとに直感的に判断して近似的な答えを得る解決法を頻用していることを見出し，これをヒューリスティック（heuristic；近道思考）と呼んだ[6]。同時に，その判断結果にバイアスを含んでいる場合が多いことも指摘した。

二重過程理論が有名になったのは，Kahnemanが行動経済学の分野でノーベル賞を受賞し，その著書『ファスト＆スロー』でわかりやすくまとめて紹介して以後と思われる[4]。Kahnemanは，「システム1は速い思考であるが間違いを犯しやすい，だから遅いが，できるだけ論理的思考のシステム2を使おう」というニュアンスでシステム1に批判的なスタンスをとっているが，これには「直感は，経済活動のような複雑な数理計算が絡んだ問題の処理は苦手である」という理由があるのだろう．しかし，医学診断の領域では，直感は捨てたものではないし，それどころか直感を働かせられないのは臨床医として一人前とは言えない．診断推論に二重過程理

表3　2種類のシステムの名称

二重過程理論	システム1（TASS）	システム2（分析的システム）
ベイザーマン，テンブランセル＆ウェード=ベンゾーニ（1998）	「したい」自己（want self）	「すべき」自己（should self）
ピッカートン（1995）	オンライン思考	オフライン思考
ブレイナード＆レイナ（2001）	要点処理	分析的処理
チェイクン，リバーマン＆イーグリー（1989）	ヒューリスティック（発見的）処理	系統的処理
エプスタイン（1994）	経験的システム	合理的システム
エヴァンス（1984，1989）	ヒューリスティック処理	分析的処理
エヴァンス＆オーヴァ（1996）	暗黙思考プロセス	明示思考プロセス
エヴァンス＆ウェイソン（1976）	タイプ1プロセス	タイプ2プロセス
フォーダー（1983）	モジュール型プロセス	中央プロセス
ギッバード（1990）	動物的制御システム	規範的制御システム
ジョンソン=レアード（1983）	暗黙の推論	明示的推論
ハイト（2001）	直観システム	推論システム
クライン（1998）	再認第一の意思決定	合理的選択戦略
レビンソン（1995）	相互作用的知能	分析的知能
レーヴェンシュタイン（1996）	本能的影響	嗜好
メトカーフ＆ミシェル（1999）	ホットシステム	クールシステム
ノーマン＆シャリス（1986）	競合スケジューリング	監督的関心
ポロック（1991）	迅速で非柔軟なモジュール	思惟作用
ポズナー＆スナイダー（1975）	自動的発動	意識的処理
リーバー（1993）	暗黙的再認	明示的学習
シフリン＆シュナイダー（1977）	自動的処理	被制御処理
スローマン（1996）	連想的システム	規則に基づくシステム
スミス＆デコスター（2000）	連想的処理	規則に基づく処理

TASS：the autonomous set of systems
いろいろな用語が当てられているが，概観すると何となく研究者達が表現したかった意味が伝わってくる

（文献5より作成）

論を適用したのはCroskerryである（図7)[7]。

　診断に際して，システム1が働いて直感によるひらめきが得られる場合は，システム1が優位になる。経験を積んだ臨床医が自分の得意な領域の診断を行う場合などは，速くて負担の少ないこのモードが主体になっている。自分の不得意な領域の診断や新米の臨床医など，患者の訴えを聞いてもひらめきが得られない場合は，システム2で時間と労力を費やして分析的に推論を行う。ひらめかないのに無理矢理直感的に処理しようとするとエラーになることが多い。また推論による経験を重ねると，システム2からシステム1に移行できて，ひらめきが得られるようになる。「直感ではこの診断だが，いろいろな条件を合わせて考えてみるとこれはおかしいのではないか」など，システム2は，システム1が挙げてきた直感的ひらめきを監視，統制する役割も果たしている。このように，臨床医はシステム1と2をほどよく組み合わせて診断を行っている。なお，広義の診断推論はシステム1と2を合わせたものであるが，狭義には診断推論はシステム2のみを指すケースが多い。

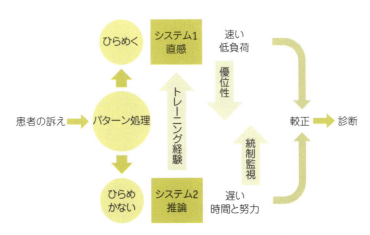

図7　二重過程理論　　　　　　　　　　　　　　　（文献7より作成）

二重過程理論によって診断プロセスを模式化してみると

　実際の臨床場面では，システム1，システム2のどちらか一方のみを使って診断することは少なく，2つのシステムが相互に補い合いながら，動的に両者の間を行き来しながら診断に到達すると模式化できる。

　どこでシステム1が働いてひらめくかは医師個人や症例によって異なり，病歴を聞いているうちにひらめくこともあるし，最後までひらめかないこともあるだろう。得意な領域でない疾患，経験したことのない疾患，非典型症例などの理由で，ひらめかなかった場合は，システム2の占める割合が多くなる。

①絵を見てひらめく

　患者が描いた痛む部位の絵（1章図1 ☞ p1参照）を見て何かひらめく人もいるかもしれない。実はこの図は，小関節を含む左右対称の関節の痛みという関節リウマチにおける罹患関節の分布の特徴をよく表している。ひらめいた医師の頭の中では，「視覚情報 ➡ システム1の発動 ➡ 関節リウマチという病名がひらめく」という処理が瞬時になされている。あとは診断仮説の確認のために，関節腫脹の診察，リウマトイド因子，抗CCP抗体のチェックなどを行って，仮説を支持する所見が多く集まれば最終診断に至るだろう。

②鑑別診断の候補がひらめく

　視覚情報，病歴 ➡ システム1から「確信のあるピンポイントな病名はひらめかない」➡ 代わりに「だいたいこの辺りではないか」という候補が挙がってくる（**表4**）。これらが仮説になりシステム2が発動 ➡ 仮説を検証するため仮説に沿って情報を集める（**表5**）➡ 集まった情報から仮説を支持するか，しないか判断する ➡ さらに検査，画像診断で確かめる。

表4　関節痛の鑑別診断の候補

● 関節リウマチ？
● 反応性関節炎？
● パルボウイルスB19関節炎？
● SLE？
など……

「だいたいこの辺りか？」という候補がひらめく

表5　鑑別仮説に沿って情報を集める

鑑別仮説	情報収集
関節リウマチ	朝のこわばりは？ 関節炎は小関節中心か？ 対称性か？ ……
反応性関節炎	尿道炎の先行は？ 下痢の先行は？ 関節炎の分布は大関節中心か？ ……

③まったくひらめかない

　医学生などの初心者，苦手な領域の診断では，まったくひらめくものがないことも起こりうる。

　視覚情報，病歴 ➡ まったくひらめかない ➡ システム2を用いて関節痛の鑑別診断を網羅的に，順番に検討する。

　システム1が関節痛の鑑別候補を挙げてくれないので，鑑別診断の想起が苦手，苦痛と感じる。この場合には，テキストにあたって鑑別診断を調べなければならない。また，鑑別診断のリストに含まれる疾患についてもよく知らなければ，調べないと診断にはたどりつかない。これは，医学生の問題解決型学習(problem based learning；PBL)ではよく目にする光景だろう。システム1が働かず，ほぼ全面的にシステム2に頼らざるをえない。ただし，システム2は時間とエネルギーを必要とするが，文献的な情報収集を行って仮説の形成や検証の行動を自分の外部に拡張して学習

し，その結果をシステム1に反映できる。これが経験による学習と熟達のプロセスである。

このように，二重過程理論は，診断に限らず多くの人が自分の認識のプロセスを省みて「そうそう，そんな感じでやっている」と納得できるため，多くの分野で受け入れられている理論モデルである。

まとめ

→ 診断とは，患者を目の前にして「この患者の持つ病気は**A**である」と認識する思考作業である。

→ 認識の方式には，直感（システム1）と推論（システム2）の2種類がある。

→ 二重過程理論（dual process theory）では，人間の認知・認識は直感（システム1）と推論（システム2）の2つの様式を組み合わせて行われていると説明されている。

■ 文 献

1) 佐仲雅樹:「重症感」とは何だろう？「全身状態」とは何だろう？:自律神経症状とacute sickness behavior. レジデントノート. 2012;13(15):2880-6.
2) 杉本英治の関節炎のX線診断講義—ジェネラリスト・マスターズ 9. カイ書林, 2012, p1-22.
3) 野口善令，他:誰も教えてくれなかった診断学—患者の言葉から診断仮説をどう作るか. 医学書院, 2008, p190-201.
4) Kahneman D:ファスト＆スロー（上）. 村井章子, 訳. 早川書房, 2014, p74-100.
5) Stanovich KE:心は遺伝子の論理で決まるのか—二重過程モデルでみるヒトの合理性. 椋田直子, 訳. みすず書房, 2008, p47-8.
6) Tversky A, et al:Judgment under Uncertainty:Heuristics and Biases. Science. 1974;185(4157):1124-31.
7) Croskerry P:A universal model of diagnostic reasoning. Acad Med. 2009;84(8):1022-8.

2 直感の強みと弱み

　ヒトは，日常の認知や判断の大部分を直感（システム1）によって無意識的に行っている。高速で，精神的エネルギーの消費が少なく，疲れにくいという利点を持つシステム1による認識は，日常生活をスムーズに送るのに必須である。診断においても有用性は捨てたものではない。時間が切迫して直ちに決めなければならない状況は医療に付き物であるし，何より多忙な臨床現場での効率を考えれば臨床医はシステム1に頼らざるをえない。

直感（システム1）の強み

　経験を積んだ臨床医はシステム1によって迅速で楽に，かつ，そこそこ正確に診断をつけることができる。推論（システム2）によって診断仮説を1つずつ吟味していくプロセスをショートカットできるため，確定診断に到達するまでの時間が短く，検査も少なくてすみ，結果的に患者の負担が軽くなる。十分経験を積んだ領域の直感的診断の多くは正しいし，同じような症例を経験している者の間では直感的診断を共有できる。

症例 **1**	21歳，女性（1章**症例3**の再掲）
主訴	手足のむくみ
現病歴	受診1週間前に左手指輪のはめにくさに気づく。翌日には腕時計もはめにくくなった。朝のこわばり，痛み・痒み，体重増加なし。
既往歴	特記すべことなし。
身体所見	両手首より末梢（特に手背），下腿遠位1/3より末梢から足背に，わずかに圧痕を残す浮腫がある。
血液検査所見	WBC：15,400/μL，Hb：14.2g/dL，Plt：29.7×10^4/μL，WBC分画：Eos：48.8%，Eos絶対数；7,515/μL
生化学検査	異常認めず。

　好酸球性血管浮腫という疾患を知っていれば，直感（システム1）が働いて，スナップ診断できる。あるいは強いひらめきが得られる（若年女性＋四肢末梢の浮腫＋好酸球増加 ➡ 好酸球性血管浮腫，**図1**）。

　一方，好酸球性血管浮腫をまったく知らない場合は，ひらめきようがないので，推論（システム2）を使って，好酸球増多の鑑別診断（**図2**）を想起して，個々の候補にあたって情報を集め検証していかなければならない。これには相当に時間と労力がかかり，また診断がつくまでは暗中模索の雰囲気で不安でもある。

　ひらめくポイントは医師によって様々であるが（2章1 ☞p18～参照），システム1によるひらめきは診断できるかどうかにおいて，とても重要な役割を果たしている。

　自分が扱う症例の大部分をシステム1で直感的に診断でき，それで手に負えない場合にシステム2を使って分析的に考えるのが臨床医にとっての理想で，このレベルに到達するのが診断推論トレーニングの一応のゴールであると言ってよい。問題は，「理屈ではないシステム1を鍛えるにはどうしたらよいか」という具体策がよくわからないところである。

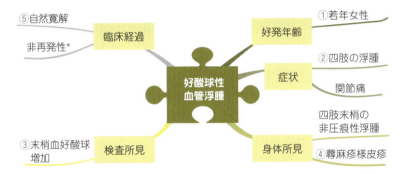

図1 好酸球性血管浮腫（angioedema with eosinophilia）のゲシュタルト

好酸球性血管浮腫は ①若年女性に好発し，②四肢末梢の浮腫や，③末梢血で著明な好酸球増加がみられ，④皮疹を伴うことがある。また予後良好で1～2カ月で⑤自然寛解することが多い。なお①～③をキーワードにしてGoogleで検索すると「好酸球性血管浮腫」を含んだURLが上位に並ぶ。これらのキーワードの組み合わせは，この疾患の特徴をよく表していると考えられる。

文献的には稀な疾患とされているが，筆者はそれほど稀ではない印象を持っている。自然寛解することが多い疾患のため，何となく治ってしまい見逃される症例が多いのではないかと考えている。

＊：欧米では再発を繰り返す型（episodic angioedema with eosinophilia；EAE）が，日本では再発しない型（non-episodic angioedema with eosinophilia；NEAE）が多いとされる。

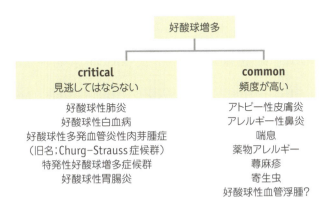

図2 推論による好酸球増多の鑑別診断想起

症例をたくさん，丁寧に経験してシステム1で診断できるものを増やしていくのは王道だが，中には経験できない疾患もあって診断に穴が残ってしまうかもしれない．少しでも診断のエラーを避けるためにシステム1の弱点を把握しておきたい．

直感（システム1）の弱み

診断においてシステム1は有用であるといっても，直感のみに頼っていると間違うことがあるのは，認知心理学が戒める通りである．

症例 2	60歳，男性
主訴	下肢の皮疹
現病歴	約1カ月前から，労作時息切れが出現した．10日前から，38℃台の発熱が出没し，下腿の皮疹が出現した．その後，下腿の皮疹が増悪し，呼吸困難も改善しないため，当院受診．
身体所見	BP：125/86mmHg，HR：92，RR：15，SpO$_2$：96％（RA），BT：36.5℃，意識清明，心尖部にⅢ/Ⅵ度の収縮性雑音を聴取，下肢・両側下腿の前面に多数の5～10mm大の触知可能な紫斑あり（図3）．
検査結果	WBC：6,800/μL，Hb：7.4g/dL，Plt：25.6×10^4/μL，血清Cre：1.90mg/dL，血清UA：8.08mg/dL，血清BUN：25.2mg/dL，CRP：2.80mg/dL，尿沈渣：RBC：100×10^4/μL/HPF，RBC円柱：1～4/WF

皮疹の所見が派手で目立つ症例であり，「発熱」＋「触知可能な紫斑」＋「血尿」，さらに「RBC円柱」＋「腎機能障害」から，「顕微鏡的多発血管炎ではないか」というひらめきが得られる（図4）．しかし，血液培養が持続陽性で，心エコーで疣贅も認められ，一見，顕微鏡的多発血管炎に見えたが，実は感染性心内膜炎という擬態症例であった（詳しくは4章2 ☞ p121～参照）．治療の戦略は，感染症は抗菌薬，血管炎はステロイドや免疫抑制薬と方向性が反対であるため，直感に従って治療を始めてしまうと危ないところである．

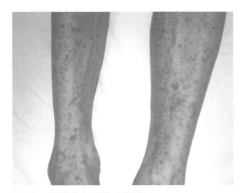

図3　症例2の下肢の紫斑

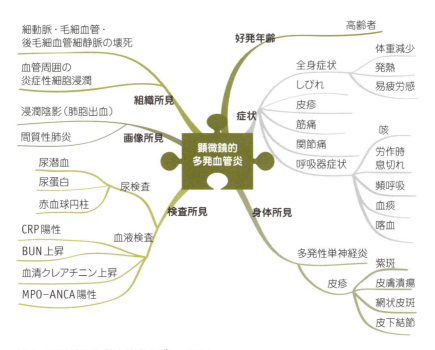

図4　顕微鏡的多発血管炎のゲシュタルト

①システム1の落とし穴

このように，システム1（直感）ではいかにもAに見えるが，実はBだったということはときどき起こる。

認知心理学の研究は，システム1の長所より，その欠点に目を向けられてきた。TverskyとKahnemanは，ヒューリスティックの概念を提唱し，ヒトがヒューリスティックを頻用することが，ある特定の誤った思考パターンに陥りやすく（認知バイアス），判断に誤りが生じる要因のひとつであると考えた[1]。ヒューリスティックとは，ヒトが問題解決を行うときに複雑な現実を単純化して把握しやすくするためにとる近道思考である。ヒューリスティックは二重過程理論よりも先に提唱された概念であるが，システム1の働きの一部であると考えられる。

症例 3 アルコール依存症とアルコール性肝硬変が疑われ，紹介来院した50歳，男性

この患者の社会歴として，以下のいずれの可能性が高いと予想されるか
　A　生活保護患者
　B　大企業の会社役員

この例はTverskyによる代表性ヒューリスティックの事例の医療版である。代表性ヒューリスティックとは，典型例と類似している事例の確率を過大に評価しやすいことを言う。アルコール依存症のなりやすさには，性別，年齢，職業，社会経済的地位は関係ないことがわかっているが，どうしても自分が遭遇した患者集団にAが多かったりすると，代表性ヒューリスティックが形成され，アルコール依存症はAによくあるという印象を持ってしまいがちである。

このように，ヒューリスティックは，偏見，先入観，ステレオタイプと紙一重のものである。心理学者からは何かと批判されるヒューリスティックであるが，一方で私たちは日常，ヒューリスティックによってそれなりにうまく，効率的に適切な判断を行ってもいる。

症例 4	胸痛を訴える40歳，女性
A	心療内科クリニックに勤務する内科医 ➡ パニック発作を想起
B	ハートセンターに勤務する循環器内科医 ➡ 冠動脈疾患を想起

症例4を診た場合，最初に想起する疾患は働いている場によって上記のように異なるかもしれない。これは，それぞれが普段接している患者集団の特徴を考えればそれなりに有効に働くヒューリスティックであるが，ヒューリスティックのみに頼ると深刻なエラーが生じる可能性がある。普段と違う職場で代診をする場合などが該当する状況である。

②システム1と認知バイアス

システム1には，以下のような特徴があり，認知に偏りが起こることがある。認知の偏りとは，無意識のうちに認識や判断が特定の方向に歪められるという意味で認知バイアスと呼ばれる。

―― **経験したことのない疾患，初めて診る疾患は原則的にシステム1では認識できない**

初めて診るものは，まったくわからないと感じるか，自分の中にあるパターンのうち最も似たものとして認識される。初めてではないが，あまり診たことがない疾患も同様に認識される。

その結果，当たらずと言えども遠からずという結果になればよいが，まったく的外れになることもある。たとえば，オレンジを初めて見たときにミカンの仲間だと認識できればあながち外れてはいないが，2章1の図3（☞p11参照）の動物をブタの仲間だと認識するのは外れである。

初心者はもとより，自分の不得意な領域，臨床経験の少ない疾患をシステム1に頼って診断しようとするとエラーの可能性が高くなる。

── システム1は自分の意識でコントロールできない

　システム1（直感）は無意識的に働くので，意識でコントロールするのが困難である。システム1が一度つくってしまった直感のパターンは強固で支配的になる。**図5**は見る人によって別のものに見える有名なだまし絵であるが，いったんどちらかに見えてしまうと，かなり努力して認識をひっくり返そうとしないと他のものには見えない。強い印象を受けた症例の経験が支配的になり，それに引きずられて何でもその疾患に見えてしまうことはよくある。つまり，直感は，いったん形成されてしまうと，そこから抜け出すのは難しい。

── 一貫性，再現性に欠ける

　体調や感情の影響を受けやすく，いつも同じように診断できるとは限らない。特に感情が不安定になっているときや，待ち患者が多いなどの状況でタイムプレッシャーを受けているときなどは要注意である。

── 他人に伝達できない

　直感は原則的に他人と共有できない。結果として診断について異なる直感を抱く者との間では対話がかみ合わず，教育や共同作業がしにくい。例外的に経験を共有した者同士では直感を共有できることがある。

　具体的な認知バイアスには様々なものがある。診断に関連する代表的な認知バイアスの例を**表1**に挙げた。

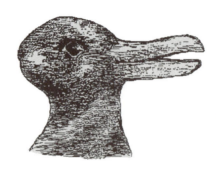

図5　Jastrowのだまし絵
一度には1つのものにしか見えない。ウサギとして見ている間は，アヒルとして見ることはできない。逆も同じである

表1 認知バイアスの例

アンカリングバイアス anchoring bias	最初に着目した情報が判断の基準になる，最初に想起した仮説に固執する
可用性バイアス availability bias	インパクトの強い経験や回想しやすい記憶を重要視する
確証バイアス confirmation bias	自分の仮説（先入観）に都合の良い情報にのみ注目する
ハッスルバイアス hassle bias	最も楽に対処できる仮説のみ考える

システム1はバイアスに弱い

　これらの認知バイアスへの対策は，まず，システム1には弱点や認知バイアスがあるということを自覚して，システム1に任せきりにしては危ないと意識することである。直感の安楽さにどっぷりつからず，自分の思考そのものを対象として客観的に把握し認識する，つまりメタ認知的にとらえることで診断エラーを回避できる可能性が高くなる。

システム2（推論）の強みと弱み

　推論の強みと弱みは，直感のそれの裏返しである。言語化できるために，他人に伝達可能であり，ひいては誰でも学習により上達する。筋道に沿って考えていけばエラーは比較的少ない。エラーがあったとしても，あとから振り返って検証して，その結果を次の学習につなげることができる。意識的にコントロールでき，状況に応じて柔軟に対処できる。欠点は思考が低速で時間がかかり，かつ多大なエネルギーが必要なことである。

システム1（直感）とシステム2（推論）をお互い補い合うように使う

　直感（システム1）は高速で，思考エネルギーの消費が少なく，疲れにくいという利点を持つが，認知バイアスによる誤りも起こしやすい。一方，

推論（システム2）は安全だが時間とエネルギーを消費するので面倒くさく感じられ，多忙な臨床医は常に全面的にシステム2のみに頼ることは現実的ではない。

お互いの強みを活かし弱みを補強するためには，直感を推論で検証することが必要になる。直感（システム1）からA病という診断仮説がひらめいた場合，推論で検証する方法は，以下のようにいくつかある。

①ゲシュタルト（全体像）を見て，症候・所見の全体像を説明できるか検討する（3章1 ☞p34〜，4章1 ☞p103〜参照）。
②high yieldの鍵となる所見を検討して，A病の可能性を検討する（4章1 ☞p103〜参照）。
③病態生理学的に矛盾なく説明できるか検討する（4章1 ☞p107〜参照）。
④A病に一見よく似た他の疾患の可能性はないか検討する。これは，自分の中にあるもののうち最も似たものに見える現象への対策である〔Pivot & cluster strategy（PCS），5章1 ☞p173〜参照〕。

このように，システム1の具体的な弱点を意識してシステム2で検証することで診断のピットフォールを回避できるし，システム2による検証が教師あり学習（3章1 ☞p42参照）となってシステム1がより洗練されていく（2章1図7 ☞p17参照）。

診断推論のトレーニングの目標は，システム1をシステム2により検証できるようになること，さらに自分が扱う領域の症例の大部分をシステム1で直感的に診断でき，それで手に負えない難しい症例の場合にシステム2を使って分析的に考えることが可能になることである。

まとめ
➡ 直感（システム1）は高速で，精神的エネルギーの消費が少なく，疲れにくいという利点を持つが，認知バイアスによる誤りも起こしやすい。

➡ 自分が扱う症例の大部分をシステム1で直感的に診断し，それで手に負えない場合にシステム2を使って分析的に考えるのが理想である．

➡ システム1の具体的な弱点を意識して注意することが，診断のピットフォールの回避につながる．

■ 文 献

1) Tversky A, et al：Judgment under Uncertainty：Heuristics and Biases. Science. 1974；185(4157)：1124-31.

column
1 直感？ 直観？

　「ちょっかん」という用語には，「直感」と「直観」という2つの異なる漢字表記がある。国語辞典では，以下のように定義されている。

　直観：《哲》推理を用いず，直接に対象をとらえること。同音語の「直感」は感覚的に物事を瞬時にとらえることであるが，それに対して「直観」は推論を用いず直接に対象をとらえ，瞬時にその全体や本質をとらえる哲学用語として用いる

　直感：推理・考察など論理的思考によらず，感覚的に物事の真相を瞬時に感じとること

　（三省堂『大辞林』より抜粋）

　直観：《intuition》哲学で，推理を用いず，直接に対象をとらえること。また，その認識能力。直覚

　直感：推理・考察などによるのでなく，感覚によって物事をとらえること

　（小学館『デジタル大辞泉』より抜粋）

　いずれも，論理的思考によらず直接に対象をとらえるという意味は同じであるが，日常的文脈において感覚でとらえる「直感」と，哲学的文脈で用いられる「直観」という使いわけのようである。

　しかし，いろいろな分野の成書を参照しても，これらが厳密に区別して使われているとは言いがたく，混乱している。混乱は辞書のレベルでも同様で，英和辞典では「intuition」の和訳には「直観」「直感」の両方が（研究社『新英和中辞典』），和英辞典でも「直感」「直観」の英訳にはいずれも「intuition」が当てられており（三省堂『デイリーコンサイス和英辞典』），「直感」「直観」の区別はされていない。

column

　英語ではどうかというと，「intuition」という用語のみで日本語のような使いわけはない。

　intuition：the direct knowing or learning of something without the conscious use of reasoning；immediate understanding

　（Webster's New World College Dictionary, Fifth Editionより抜粋）

　intuition：The faculty of knowing or understanding something without reasoning or proof

　（American Heritage Dictionary of the English Language, fifth editionより抜粋）

　「hunch」という言い方はあるが，ずっとくだけた俗語に近い口語表現であり，ヤマ勘というニュアンスに近いだろう。硬い学術的な文章にはそぐわない単語である。

　hunch：《口語》直感，勘，予感，虫の知らせ

　（研究社『新英和中辞典』より抜粋）

　Kahnemanは『Thinking, Fast and Slow』で「the intuitive System 1」と，システム1を「intuition」と呼んでいる。これに対して，村井章子訳の『ファスト＆スロー』では「直感的なシステム1」の表記を当てている。

　システム1によるintuitive diagnosisを哲学的な認識のあり方として解釈すれば「直観的診断」，感覚によって知覚すると解釈すれば「直感的診断」となるが，ここは異論が多いところだろう。本書では，あえて哲学的文脈で解釈せずに「直感」の表記を使用した。

3章　直感をみがく

1 ゲシュタルトを鍛える

直感のみがき方

　システム1（直感）は，無意識のうちに働くので，これをダイレクトに鍛えることはできないが，疾患ゲシュタルトを鍛えることで間接的に直感をみがくことは可能である．この章ではその手立てについて考えてみよう．

①疾患ゲシュタルトを形成し，鍛える

　システム1による直感的診断がどのように成立するかの説明として，臨床医の内に経験により形成されている「疾患の全体像」（＝イメージのようなもの）が目の前の患者の特徴と一致すると，直感的にひらめいて診断ができるというモデルが提唱されている．このモデルは，自分で内省してみても「そうそう，そんな感じでやっている」と感じられ，たぶんこうして認識しているというのが納得しやすい．また，イメージレベルの差がシステム1による診断能力の差につながることから，経験が多いほうがうまく診断できるという事実も説明しやすい．

　この「疾患の全体像（イメージ）」を表現するために，いろいろな用語が使用されている（**表1**）．いずれも同じような疾患のイメージを意味している

表1　「疾患の全体像（イメージ）」を表す用語

| 1. 疾患パターン |
| 2. 疾患スクリプト |
| 3. テンプレート |
| 4. 星座 |
| 5. 疾患ゲシュタルト |

が，少しずつニュアンスが異なる。

—— 疾患パターン

パターンには，「型，類型，図形，図像」などの意味がある。筆者はかつてパターン認識に対応させる意図でこの用語を使ったが[1]，どちらかというと視覚的なイメージが強い。

—— 疾患スクリプト

スクリプトは，もともと認知心理学の用語で，「典型的状況で人間が想起する一連の手続きを構造化した知識」のことである。

たとえば，レストランスクリプトとは，「レストランに入ったら，ウェイターがやってきて，席に案内してくれて，メニューを見せられ，料理を決めてウェイターに頼むと，順次料理を運んできてくれ，食べ終えたら，支払いをして店から出る」という一連の行為についての知識である。このスクリプトのおかげで私たちは問題なくレストランで食事をすることができる。

スクリプトはもともと「書く」という意味のラテン語から「台本，脚本，原稿」などを表す単語になった。より言語化され，行動を伴うイメージがある。これから転用して，疾患スクリプトは，時間的経過や治療に対する反応性を含めた疾患の症状，所見など，疾患の特徴についての構造化された知識を指す[2]。

—— テンプレート

畑村は，この様式を「テンプレートの一致」という比喩で説明している[3]。要素，構造などが書かれたテンプレート（＝型）が自分の中にあり，それが対象と一致すると「わかった」という感覚とともに認識が成立する（図1）。

—— 星座

キーワードの組み合わせから，直感的にひらめく認識を星座にたとえることができる[4]。夜空の星は星座を知らない人には無意味に並んでいるようにしか見えないが，星座を知っていれば，意味を持った星のグループが，散在する背景の星たちから浮かび上がって見える。

つまり，自分の中に疾患のイメージ（星座）を持っている人にとっては

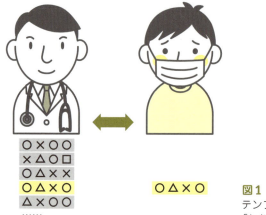

図1 テンプレートの一致
テンプレートが一致すると「わかる」

キーワードのまとまりが疾患（星座）として認識される。一方，疾患のイメージを持っていない人にとっては，キーワードの組み合わせが認識できず，無関係な情報の羅列にすぎない（図2）。

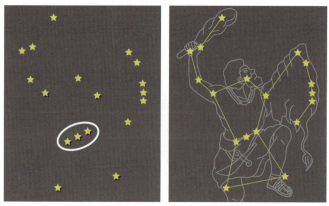

図2 星座
キーワードのまとまり（複数のキーワードの組み合わせ）から，直感的に認識する

―― 疾患ゲシュタルト

　ゲシュタルトは,「形態」「姿」「まとまり」を表すドイツ語である。心理学の分野では「部分や要素の総和としてとらえられない,特有のまとまりのある全体としての意味のある構造」を意味する(図3)。

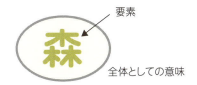

図3　ゲシュタルト
要素は木だが,全体としてまとまると「木」の集まり以上の異なる意味を持つ

　言葉で表現しきれないあいまいな印象も含むニュアンスが強く,臨床医の誰もが自分の中に持っている「疾患の全体像」を表現する用語として適していると思われる。最近は,「疾患の全体像(臨床像)」を表現するのにゲシュタルトという用語がよく使われている[5)6)]。本書では以下,「疾患の全体像」を表現する用語として疾患ゲシュタルトを使用する。

　直感をみがくには,自分の中に優れたゲシュタルトをかたちづくり鍛えることが有効である。自分の中にあるA病のゲシュタルトと患者の特徴が一致すると「これだ」という直感が働く。いわば,疾患ゲシュタルトは,システム1とシステム2の橋渡しの働きをしている。ゲシュタルトの言語化できない部分は意識的に直接操作できないが,ゲシュタルトの成分には言語で形成されている骨格があり,この部分は意識して言語で鍛えることができる。これによって,自分の中に優れた疾患ゲシュタルトを持つことができれば,直感がよくひらめくようになる。

②リウマチ性多発筋痛症でのゲシュタルト形成例

症例 1	87歳，女性
主訴	両肩の痛み，手指のこわばり
現病歴	1カ月前から，手指のこわばりが出現した。こわばりは朝が強く昼から午後はやや軽快する。両肩周辺にこわばりと痛みがあり，上肢を挙上できないため，髪の手入れができない。手指は力を入れると痛みがあり，細かい作業がしにくい。かかりつけ医院で関節リウマチの疑いと言われ，セレコックス®を処方されたが，少し効くという程度であった。1カ月で1kgの体重減少があった。
身体所見	BP：135/58mmHg，HR：101，RR：12，BT：36.1℃，側頭動脈：腫脹，圧痛なし，瞼結膜：貧血なし，黄染なし，胸部：呼吸音；清，心音；不整，順，雑音なし，腹部：平坦，軟，圧痛なし，両側上腕筋に圧痛あり，関節腫脹，圧痛なし，上肢/下肢に筋力低下認めず。
検査所見	WBC：9,500/μL，Hb：11.8g/dL，MCV：91.7fL，Plt：31.9×10^4/μL，CRP：6.92mg/dL，ESR：83mm/hr，リウマトイド因子（−），抗CCP抗体（−）
アセスメント	高齢者に，肩など体幹部を中心とした痛みが，比較的急性に発症して，血液の炎症反応を伴っており，リウマチ性多発筋痛症（polymyalgia rheumatica；PMR）が疑われる。

　PMRの疾患ゲシュタルトを持っていれば直感がひらめくだろうが，詳しくなければ診断は難しく感じる。ここではゲシュタルトを形成して，知らない疾患を診断できるようになるまでのプロセスを追体験してみよう（**表2**）。

表2　疾患ゲシュタルトの形成プロセス

1. キーワードをいくつかつかむ
2. 似た疾患との相違点をつかむ
3. 迷いながら症例を経験する
4. 言語化との相互作用により精緻化する

―― キーワードをつかむ

　診たことのない疾患，知らない疾患を新しく覚える際の第一段階は，成書，文献，診断基準などに当たってどんな病気かを把握することから始まる。これによりざっくりキーワードをつかむ。これは，semantic qualifier（SQ）をつくるのと同じことである（3章3 ☞ p67〜参照）。

　たとえばPMRには，複数の診断基準が提唱されているが，それらに当たってみると，どんな要素で構成されているのか大体のアウトラインがわかる（表3）。このほかにも，抑うつ，体重減少，巨細胞性動脈炎の症状を合併することがあるが，「高齢者」＋「体幹部中心の痛み」＋「炎症反応」＋「低用量ステロイドへの反応性」がキーワードとなる臨床像である。

―― 似て非なるものと区別する

　他のものではないという認識は疾患ゲシュタルトの重要な要素である。PMRらしさの追求とともに，PMRに似て非なるもの（PMRもどき）でないことが大切になる（表4）。似て非なるものを除外することは，診断推論のプロセスでも不可欠である（5章1 ☞ p175参照）。

表3　リウマチ性多発筋痛症（PMR）の特徴
　　　（言語で表現された骨格）

- 年齢50歳以上
- 両肩または腰帯の痛み
- 朝のこわばり
- ESR＞40mm／hr または CRP＞6mg／mL
- 低用量ステロイドに劇的に反応する

表4　PMRもどきの疾患

- 関節リウマチ（特に，血清反応陰性関節リウマチ，発症早期関節リウマチ）
- 偽痛風（特に，crowned dens syndrome）
- 多発筋炎／皮膚筋炎
- ウイルス性筋炎
- 血管炎
- 感染性心内膜炎
- 悪性腫瘍（特に，多発骨転移）

ここまでは疾患ゲシュタルトの骨格で，言語化された要素が芯になっている。しかし，ゲシュタルトはもちろんこれだけではない。これだけでは，PMRのうちごく少数しか診断できないだろう。事実，経験の少ない研修医がPMRの初診患者を診ると，診断できないか，「PMRもどき」をPMRと診断してしまうことがある。診断にはたくさんの言語化されない要素が必要であると推測される。

── 経験を重ねゲシュタルトをみがく

　悩みながら症例を経験することで言語化されない要素がたくさん加わってくる。たとえば，患者の様子・動作などから感じる雰囲気のようなものもそうである。言葉でできた骨格に言語化されない要素の血肉がついて疾患ゲシュタルトが形成されていく。これが患者を診たときの「何となくそれ（または違う）と感じるんだよね」という直感につながる（図4）。

── 言語化されていない要素を言語化する

　言語化されていない要素を言語化して認識できることがある。たとえば，PMR患者が坐位から起き上がる様子は，「まず横向きになりベッド柵に手をかけてゆっくりと起き上がる動作をとる」と描写される（図5）[7]。

　言われてみれば，確かにこんな動きをするPMR患者は多い。教えてもらうまでは，無意識的に雰囲気としてとらえていて，意識の上で認識していなかったのである。このような所見を最初に言語化した人の功績は偉大

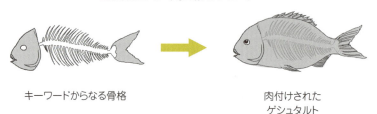

症例経験
言語化しにくい印象も加わっていく

キーワードからなる骨格　　　　　　肉付けされた
　　　　　　　　　　　　　　　　　　ゲシュタルト

図4　疾患ゲシュタルトの成熟

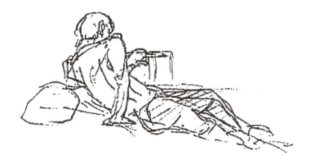

図5　PMR患者の起き上がる様子　　　（文献7より引用）

であると思う．経験によって生まれた言語化できない知は，不完全であっても言葉にされることで進化する．言語化することで世界は前へ進むのである[8]．おかげで，自分が何となく雰囲気としてとらえていた患者の動作が，言語化されて同時に他人に伝えられるようになり，この動作がPMRの重要な特徴であると他人に教えられるようになった．

　同じ肩の痛みでも，よくある肩関節周囲炎ではこうした動きにはならない．意識して観察した例数が少ないので断定はできないが，多発筋炎/皮膚筋炎でもこの動作はしないような印象を受ける．もちろん，どれくらい特異的な所見であるのかは，症例を集めて検討しないとわからないが，言語化できれば，その所見の感度・特異度を測定できるだろう．臨床研究のテーマにもなり，それまではアートとされていた名人芸が，誰もが使える診断指標に発展する可能性が開かれ，次の世代への贈り物になるかもしれない．

「省察的実践家」であること

　疾患ゲシュタルトは静的に固定されたものではなく，経験を通じて精緻化されていく．すなわち，ゲシュタルトは日々成長していくものである．世界を解釈する様式を固定させてしまって，経験をそれで割り切ってしまう態

度をとれば，優れたゲシュタルトは育たない。自分の中のゲシュタルトを成長させるためには，経験を振り返ることで新しい気づきを得て言語化しながら自分の中に取り入れていく「省察的実践家；reflective practitioner」[9]としての態度が必要になる。ここで，省察的実践家とは，①自分の知識，技術，能力，価値観を超える問題に直面した際に，それまでの経験を動員して何らかの行動を起こし問題をなんとかしのぐ，②その後に直面した状況の変化を評価し，教訓（実践の理論）を導き出す，③この繰り返しによって，行為の中の省察を通して自ら学び解決策を身につけ発展していく，といったものである。

①振り返りと「教師あり学習」の重要性

「教師あり学習（supervised learning）」は，もともとAIの用語である（コラム9 ☞p236参照）。学習データに正解ラベルをつけてAIに学習させる方法で，たとえば，動物の名前を教えてくれるAIをつくりたいのなら，学習データ（動物の画像）を準備して，これは「ネコ」，これは「イヌ」というようにラベルをつけて学習させる。AIには，学習データに正解ラベルをつけないで学習する「教師なし学習（unsupervised learning）」も可能だが，教師あり学習に比べて効率が悪く，大量の学習データを必要とする。

私たちが一見しただけで直感的に容易にネコを認識できるようになったのは，小さな子どもの頃からネコを指してこれは「ネコ」，イヌを指してあれは「イヌ」と親が繰り返し教師になってくれたことが大きい。診断の場合には，ある程度の根拠を持った納得できる確定診断が教師となる。つまり確定診断まで持ち込んだ症例経験が「教師あり学習」となり効率が良い。教師のいない経験を重ねても有用なゲシュタルトは形成されにくい。

②教師のいない症例経験

症例 2	85歳,女性
主訴	発熱
現病歴	10日前頃から,食欲不振,発熱あり。寒気はあったようだが,認知症があるため,その他の症状についてははっきりしない。6日前に,セフトリアキソン点滴,レボフロキサシン内服が開始された。2日前,発熱が続くためメロペネム点滴に変更されたが,解熱せず。血液培養,尿検査,画像検査は行われていない。
既往歴	糖尿病,高血圧,COPD,腰椎圧迫骨折,骨粗鬆症,脳梗塞
身体所見	BT 36.8℃, HR 81, BP 118/69mmHg, RR 12, SpO$_2$ 95%(RA),意識清明,日付について失見当識あり,結膜蒼白なし,口腔内湿潤,咽頭発赤なし,甲状腺圧痛なし,呼吸音:心音;異常認めず,腹部平坦・軟,Murphy(−),CVA叩打痛(−),下腿浮腫なし,四肢関節動作時痛なし,頸部可動域制限なし。
血液検査	【6日前】CRP:9.5mg/dL, AST/ALT:18/11U/L, ALP/γ-GTP:186/23U/L, WBC:7,400/μL 【当日】CRP:13.0mg/dL, AST/ALT:65/55U/L, ALP/γ-GTP:470/143U/L, WBC:8,300/μL,尿検査異常なし,血液培養・尿培養(−)
画像検査	胸部X線で浸潤影は認めず。胸腹部CTでは肺に軽度の気腫性変化を認めた。
problem list	①発熱,食欲不振,②炎症反応上昇,③肝胆道系酵素上昇,④COPD
アセスメント	発熱の原因に関してcommonな感染症を疑うフォーカスは不明で,ウイルス感染症や気道感染症,薬剤熱が鑑別として挙げられた。当日の血液検査で,肝胆道系酵素上昇を認めるが発熱と抗菌薬投与のほうが先行しているため,急性胆管炎より薬剤性肝障害が疑われる。
経過	COPD急性増悪,下気道感染に準じて抗菌薬をアンピシリン・スルバクタムに変更後,解熱し,本人の全身状態も良好となった。
最終診断	不明(ウイルス感染症+薬剤性肝障害?)

この症例の全体の経過を説明する診断仮説としては以下のようなものが考えられる。

①**ウイルス感染症（肝障害合併）**
②**ウイルス感染症＋薬剤性肝障害**
③**尿路感染，または肺炎±菌血症＋薬剤性肝障害**

本人が認知症であるため覚えていないだけかもしれないが，ウイルス性上気道炎とするには上気道の症状（鼻汁，咽頭痛，咳・痰）がはっきりしない。また，ウイルス性上気道炎としては発熱期間が長い。「軽度の肝障害を合併する同定不能なウイルス感染症の自然軽快の過程をみた」，あるいは「それに薬剤性肝障害が合併した」，また「最初に尿路感染，軽度の下気道感染（肺炎）があって，抗菌薬がある程度奏効して所見が消失したところへ薬剤性肝障害が合併した」という仮説も成り立つ。

患者は良くなったので結果オーライではあるが，この症例から診断についての学びは少ない「教師なし学習（経験）」の例である。認知症がベースにあり，正確な病歴がとれないのと相まって初期評価がもう少ししっかりできていれば，ともどかしい思いがする。

たとえば，初期の時点で上気道炎症状があることを確認できていれば，「ウイルス性上気道炎 ➡ COPD急性増悪 ➡ 発熱が遷延」という仮説の確度が高くなり，より診断をはっきりさせて学ぶものも多くなったはずである。尿路感染や肺炎についても同様であり，やはり初期評価によって手堅く情報を収集できていれば除外，確定診断につながったと考えられる。

③**臨床経験からゲシュタルトを育てる**

近代医学教育の創始者として名高いSir William Oslerは，"The value of experience is not in seeing much, but in seeing wisely"と述べている。もちろん臨床医にとって，多くの症例を経験するのは基本だが，この言葉はただ数を診るのではなく賢く経験したい，つまり「教師あり学習（経験）」に価値があると解釈したい。教師をつかまえるには，そのときに

診ないとわからなくなってしまう所見や情報をしっかり集め,自分の診療を離れた後も最終的なアウトカムや結末を見届けるように症例をフォローするなどの努力が必要である。

　この症例は,今までに経験した似た疾患とどこが同じで,どこが違うのか,その違いは本質的なのか,バリエーションと言ってもよい程度の違いなのかを把握することで,自分の中のゲシュタルトが成長していく。

　できの良い疾患ゲシュタルトが形成できれば診断能力の高い臨床医になれる。ただし,ゲシュタルトは経験によって形成されるので,診ている患者集団,育ってきた環境など臨床医個々人が背負っているものによって各人が異なる疾患ゲシュタルトを持っていることを忘れてはならない。特に,言語化されていない部分の違いは十人十色と言えるほど大きい。同じ市中肺炎の疾患ゲシュタルトでも,診療所で働く医師とICUで働く集中治療医の間には大きな隔たりがあるのは容易に想像できるだろう。この点を認識してないと医師同士で不毛な「どちらが正しい」論争に陥りやすい。

まとめ
- ➡ 臨床医の内に経験により形成されている「疾患の全体像(疾患ゲシュタルト)」が目の前の患者の特徴と一致すると,直感的に診断ができる。
- ➡ 優れた直感を働かせるには,優れた疾患ゲシュタルトを形成しなければならない。
- ➡ 疾患ゲシュタルトを成長させるためには,「省察的実践家」としての態度が必要になる。
- ➡ 臨床経験がゲシュタルトを育てる。

文献

1) 野口善令,他:誰も教えてくれなかった診断学―患者の言葉から診断仮説をどう作るか. 医学書院, 2008, p190-204.
2) Charlin B, et al: Scripts and medical diagnostic knowledge: theory and applications for clinical reasoning instruction and research. Acad Med. 2000; 75(2): 182-90.

3) 畑村洋太郎：畑村式「わかる」技術. 講談社, 2005, p14-6.
4) 野口善令：ヒラメキ！ 診断推論―総合診療のプロが苦手な症候へのアプローチ, 教えます. 南江堂, 2016, p1-10.
5) 岩田健太郎, 編：診断のゲシュタルトとデギュスタシオン. 金芳堂, 2013, pii-v.
6) 岩田健太郎, 編：診断のゲシュタルトとデギュスタシオン 2. 金芳堂, 2014, pii-iii.
7) 須藤 博：リウマチ性多発筋痛症. 診断のゲシュタルトとデギュスタシオン. 岩田健太郎, 編. 金芳堂, 2013, p190-6.
8) 慎 泰俊：正しい判断は, 最初の3秒で決まる―投資プロフェッショナルが実践する直感力を磨く習慣. 朝日新聞出版, 2013, p54-8.
9) Schön DA：省察的実践とは何か―プロフェッショナルの行為と思考. 柳沢昌一, 他監訳. 鳳書房, 2007, p50-75, 185-7.

column 2 ピザのゲシュタルト

　雑誌の紹介記事でピザという食べ物があると知ったのは，昭和40年代，筆者が中学生の頃だった。正確な文面は忘れたが，「パンのような台の上にチーズ，ハム，においの強い野菜などをのせて焼いたもの」というような説明がされていたと思う。当時の雑誌は画像よりも文章主体で，もちろん写真はなしである。

　ピザを知らない人に説明しようとすると，こういう表現になるだろう。別に間違っていないし，見た（食べた）ことのない人に伝えるための言語による最低限の骨格は備えている。

　しかし，記事を読んでどうしても食べてみたくなり自分でつくってみようとしたところ，様々な障害に直面した。まず，当時は温めると溶けるチーズ，ピザのドゥ（ピザ生地）という概念が（実物も）日本にはなかった。香味野菜というくくりもなく，においが強い野菜といえばタマネギ，ピーマンくらい。一般家庭にはオーブンもオーブントースターもなく，天火というオーブンに似た調理器具はあったが，特別なときにしか使わず，普段は物置の奥で埃をかぶっているような代物である。

　結局，食パンの上にプロセスチーズとハム，ピーマン，タマネギをのせてフライパンで焼いてみたが，どんなものができたかはご想像におまかせする。

　ちなみに，当時はプロセスチーズは温めても溶けないことを知らず，ずっと調理の仕方が悪いと思っていた。

　後年，ピザを初めて食べたときには，チーズのにおいのきつさが印象的であったが，味は自分でつくったものに比べて，溶けたチーズの味が格段

に美味であった。当たり前か。

　食べ物のことなので嗅覚，味覚が強調されているが，言葉だけでは骨格にしかならず，全体的なゲシュタルトを伝えられないという好例である。

　疾患ゲシュタルトにも言語で伝えられない五感の印象やイメージのような感覚的な要素があることをピザのメタファーで説明した。

3章 直感をみがく

2 典型と非典型

典型的病像／非典型的病像とは何か

　典型的病像とは，特徴的な所見が欠けることなくそろっていて，ノイズとなるような余分な所見を呈していない症例のことである。いわば，semantic qualifier（SQ，3章3 ☞p67参照）でそのまま表されるような場合で診断は難しくない。しかし，現実には典型的症例ばかりではなく，所見が欠けていたり，余分なノイズが加わっている症例があり，この場合は診断が難しくなる。

　疾患を識別する際には，「似て非なる疾患」に同じ病名をつけるエラー（分類学で言う異物同名）と同時に，「非なるようで同じ疾患」に別の病名をつけるエラー（同物異名）にも注意を払う必要がある。これらの紛らわしいものがよく区別できるということは識別の能力が高い，ひいては診断能力が高いということでもある。「似て非なる疾患」に対処する注意は「ゲシュタルトを鍛える」（3章1 ☞p39参照）で述べたり，「pivot & cluster strategy（PCS）」（5章1 ☞p174参照）で触れるので，ここでは「非なるようで同じ疾患」として非典型的病像と典型的病像を対比して考察してみよう。

　非典型病像を押さえるトレーニングを行うと，さらにゲシュタルトを鍛えることができる。ゲシュタルトの言語の骨格を強くして，通常では想起しにくいような病像を呈している場合にも，自分の中のゲシュタルトと一致させやすくするのが，このトレーニングの目的である。

典型的胆管炎と非典型的胆管炎の例

症例 1	71歳, 女性
主訴	腹痛
現病歴	前日の昼食にうなぎを食べた。その後, 15時頃から心窩部痛が出現した。臥床すると右季肋部を中心に疼痛がある。鈍痛で持続的である。夜間は腹痛で眠れないくらいであった。嘔気があり, 自己誘発によって嘔吐を1回したが軽快せず。夕食は食欲がなく摂取しなかった。翌日も症状が軽快しないため, 受診した。
既往歴	脂質異常症
身体所見	BP：203/119mmHg, HR：103, RR：18, BT：38.2℃, SpO$_2$：97%, 全身状態は悪くなく歩いて入室, 歩行時やや前屈みである。頭頸部：結膜；貧血（−）, 黄疸（−）, 胸部：呼吸音；clear, 心音；収縮期雑音2/6, 腹部やや膨隆軟, 腸蠕動音正常, 腫瘤（−）, 心窩部右季肋部に圧痛あり, 反跳痛（−）
検査所見	WBC：12,700/μL, Hb：13.9g/dL, MCV：91.1fL, Plt：28.4×10^4/μL, WBC分画：Lymph；3%, Mono；4.6%, Neut；92.2%, Eos；0%, Baso；0.2%, 血清TP：8.41g/dL, 血清Alb：4.23g/dL, AST：656U/L, ALT：512U/L, LDH：674U/L, ALP：994U/L, γ-GTP：309U/L, Amy：111U/L, Cre：0.59mg, BUN：13.6mg/dL, Glu：180mg/dL, T-Bil：2.9mg/dL, CRP：3.02mg/dL, 検尿：潜血反応（−）, 蛋白定性（−）, WBC定性（−）, 尿沈渣：RBC；＜1/5HPF, WBC；5〜9/HPF, 腹部CT画像（図1）・ERCP画像（図2）：拡張した総胆管と総胆管結石を認める, 血液培養：*E.coli*陽性
最終診断	総胆管結石に伴う急性胆管炎

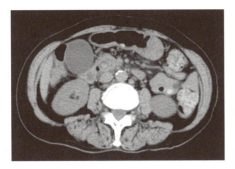

図1　症例1の腹部CT画像
総胆管拡張と結石

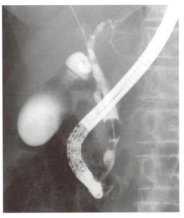

図2　症例1のERCP画像
拡張した総胆管内に結石を認める

症例 2	86歳，女性
主訴	呼吸困難，震え
現病歴	前日から何となく調子が悪かった．受診当日の昼食はパンとサラダを食べた．昼食時は，普段と変わらず元気な様子に見えたが，夕方，コーヒーを飲んでくつろいでいたところ急に息苦しさ，全身の震え，発熱が出現し救急要請した．
既往歴	30年前に胆石のため胆嚢摘出術
身体所見	BP：143/46mmHg，HR：69，RR：30，BT：40.2℃，SpO$_2$：97％（6L），意識清明，結膜貧血なし，黄疸なし，心音・肺音に異常認めず，腹部平坦軟・圧痛なし，右季肋部痛なし，両側CVA叩打痛なし．
検査所見	WBC：7,500/μL，Hb：12.9g/dL，Ht：40.1g/dL，MCV：90.9fL，Plt：19.1×10^4/μL，WBC分画：Lymph：8％，Mono：1.9％，Neut：89.7％，Eos：0.3％，Baso：0.1％，血清TP：7.92g/dL，血清Alb：3.59g/dL，AST：427U/L，ALT：390U/L，LDH：602U/L，ALP：567U/L，γ-GTP：256U/L，Amy：54U/L，Cre：1.01mg/dL，BUN：22.6mg/dL，Glu：118mg/dL，T-Bil：3.31mg/dL，CRP：7.85mg/dL，MRCP画像：胆嚢は摘出後，肝内胆管〜総胆管に軽度拡張あるが，明らかな閉塞機転は認めず，総胆管の結石認めず（図3），血液培養：E. coli 陽性
最終診断	急性胆管炎

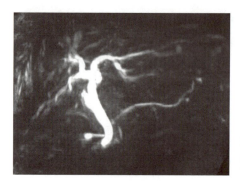

図3 症例2のMRCP画像
胆嚢摘出後であるが,総胆管の異常を認めない

①症例1

「発熱」＋「腹痛」＋「黄疸(ビリルビン上昇)」＋「胆道系酵素の上昇」＋「炎症反応」＋「胆道系の画像異常」があり,典型的な急性胆管炎のSQそのものである。急性胆管炎に一過性菌血症が合併するのは稀ではないため,血液培養で大腸菌が陽性であったことも病態生理的にも矛盾なく解釈できる。

②症例2

「発熱」＋「黄疸(ビリルビン上昇)」＋「胆道系酵素の上昇」＋「炎症反応」しかないので,医師によっては急性胆管炎の診断に異論があるかもしれない。

大腸菌菌血症の原因となりうる感染巣は尿路感染症,大腸憩室炎などであるが,これらが見当たらないので総合的に考えて消去法的に急性胆管炎を疑った非典型的症例である。

③診断基準と典型・非典型症例

急性胆管炎の疾患概念は,「(胆汁の流れが妨げられて起こる)胆汁が感染した病態」であるが,この概念は抽象的でヒトの頭の中のみに存在するものである。誰もが同じように診断できるようにするためには,この概念を具体的に見える「カタチ」として言葉で表現する必要がある。そのため,**表1**のように疾患概念を構成する要素をキーワードとして言語化した診断基準がつくられている[1]。

表1 疾患概念の構成要素をキーワードとした例（急性胆管炎の診断基準より）

> A: 1. 発熱*
> 　　2. 腹痛（右季肋部または上腹部）
> 　　3. 黄疸
> B: 4. ALP, γ-GTPの上昇
> 　　5. 白血球数, CRPの上昇
> 　　6. 画像所見（胆管拡張, 狭窄, 結石）
> 疑診：Aのいずれか＋Bの2項目を満たすもの
> 確診：(1) Aのすべてを満たすもの（Charcot三徴）
> 　　　(2) Aのいずれか＋Bのすべてを満たすもの
> ただし, 急性肝炎や急性腹症が除外できることとする。

*：悪寒・戦慄を伴う場合もある
旧版（東京ガイドライン2007；TG07）の急性胆管炎診断基準であるが, 急性胆管炎の骨格をよく表しているため例に挙げた

（文献1より引用）

　症例1のように, 6つのキーワードが全部そろっていれば, 教科書的な典型的病像であり, 研修医でもベテラン臨床医と変わらず直感的に診断できるだろう。しかし現実には, 6つ全部がそろった典型的症例よりも, キーワードをいくつか欠いた非典型的症例のほうが多い。

　非典型的症例では, キーワードがいくつあれば急性胆管炎として納得できるか考えてみると思考実験として興味深い。たとえば, 発熱1つのみでは, 非典型的すぎて急性胆管炎とは診断できないだろう。「発熱」＋「胆道系酵素」の上昇の2つでも胆管炎と決めつけるには無理がある。

　こうして考えてみると, どこかにこれだけのキーワードがそろったら急性胆管炎ととらえるという境界が存在するか, どこまでを急性胆管炎とするかの境界には医師によって意見の差があるだろう。**症例2**のように, コアとなるキーワードが欠けた虫食い状の非典型的症例でも, 急性胆管炎と診断できるかどうかは経験によって異なってくる。

　キーワードの欠けとは逆に, キーワード以外の特徴が加わって非典型的になることもある。重症の急性胆管炎では意識障害を呈することがあるし, 基礎疾患, 併存症のために急性胆管炎以外の特徴を呈することも多い。

すなわち，典型的病像は「キーワードがそろっており，余分なノイズがない」，非典型的病像は「キーワードがそろっていない，あるいは余分なノイズが加わっている」と言える。

④臨床像と時間経過

また，教科書に列挙されている症状，所見の全体像が同時に出現することはなく，経過中に出没したものを足し合わせて初めて全体像が構成できる疾患もある（図4）。つまり，疾患の経過の中の一時点で見るとキーワードがそろっておらず非典型的だが，時間をかけて経過全体を見ていくとキーワード全部が出そろって典型的になり，診断できる場合も少なくない。

この時間軸の要素が，現実の臨床像の現れ方（clinical presentation）をさらに複雑にしている。たとえば，腸チフスでは，発熱，腹痛，便秘，関節痛，頭痛，倦怠感，バラ疹，下痢，血便，腸穿孔，血液培養陽性，便培養陽性などの症状，所見がみられるが，これらは重症度によって必ずしも全例に出現するとは限らず，さらに病初期は発熱のみで他の症状，所見に乏しく，時間をかけて経過全体を見ないと要素がそろわないのが普通である（図5）。

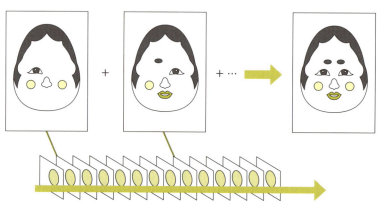

図4　疾患の全体像と時間経過

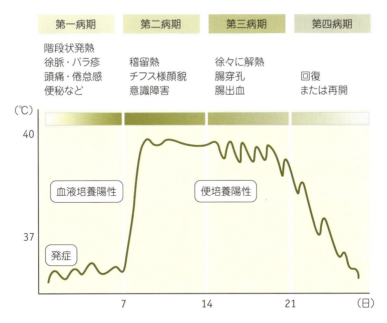

図5　腸チフスの臨床経過

――非典型的病像は決して稀ではない

　非典型的病像を呈する理由には**表2**のようなものがあるが，典型的病像が普通にみられ，非典型的病像は例外的で稀というわけではない。症状所見の現れ方の幅は疾患によって異なり，非典型的病像のほうが多い疾患もある。

　病像には，以下の4種類があるとよく言われる[2]。

①commonな疾患の典型的な病像

②commonな疾患の非典型的な病像

③稀な疾患の典型的な病像

④稀な疾患の非典型的な病像

　①の診断は比較的容易，③は知識があれば対応でき，②はしばしばピットフォールになり，足をすくわれる。④は非常に難しいが，幸いなことに出会うことは少ない。臨床上，特に問題になるのは②の比較的commonで，かつ見逃してはならない疾患が，非典型的な現れ方をする場合であろう。

表2　非典型的病像をとる理由

1. 疾患自体が多彩な病像をとる性質を持つ
2. 非典型的病像になりやすいリスクがある
3. 典型的であることが知られていない病像
4. 他の疾患を擬態する疾患 (mimic disease)
5. 患者の訴え方，表現の問題

疾患スペクトラムの広がり

表3は，いくつかの急性胆管炎のケースシリーズで報告された臨床的症候をまとめたものである[1]。同じ急性胆管炎という病名のついた症例と言えども臨床像の現れ方 (clinical presentation) には言葉で表される部分だけでも相当のバリエーションがあることがわかる（言語化されない要素を加えると，もっとバリエーションは大きくなるだろう）。

この疾患の現れ方の広がり（疾患スペクトラム）を図6のようなイメージに描いてみた。中心の濃い部分は，キーワードがそろった誰が診ても急性胆管炎だと思うコアな典型的病像で，周辺の薄い部分は，キーワードが欠けるか，余分なノイズが加わった非典型的病像を表している。

臨床経験が浅いうちは，ゲシュタルトがコアな典型的病像に近く，直感的に「わかる」と感じるのは典型的症例のみであるが，経験を積むにつれてゲシュタルトのスペクトラムがだんだん広がって，非典型的な症例でも「わかる」ようになる。つまり，SQでたとえると，初心者の段階では，SQがぴったり一致するような典型的症例のみが「わかる」ことが多く，SQが当てはまらないと疑うことすら難しい。当然，当てはまらないから即除外というSQの使い方は危険である。

一方，経験を積んで，画像で総胆管に微小結石が引っかかっているのを確認し，それが通過排石されたあとに急激に発熱や炎症反応，胆道系酵素の異常が改善したという経過の症例を診れば，次に「発熱」+「ALP」，「γ-GTP」

表3　急性胆管炎における臨床微候の出現頻度

報告者	症例数	Charcot三徴 (%)	発熱 (%)	黄疸 (%)	腹痛 (%)	Reynolds五徴 (%)	shock (%)	意識障害 (%)
Csendes	512	22	38.7	65.4	92.2		7	7.2
Thompson	66	60	100	66	59		7	9
Gigot	412	72				3.5	7.8	7
Boey	99	69.7	93.9	78.8	87.9	5.1	16.2	16.2
O'Connor	65	60				7.7	32	14
Lai	86	56	66	93	90		64	
Haupert	13	15.4	100	61.5	100	7.7	23.1	7.7
Welch	15	50	88	67			33	27
Saharia	78		100	61.5	100		5.1	
Chijiiwa	27		63	70.3	96.3		25.9	22.2

Charcot三徴：腹痛，発熱，黄疸
Reynolds五徴：腹痛，発熱，黄疸，ショック（血圧低下），意識障害

（文献1より作成）

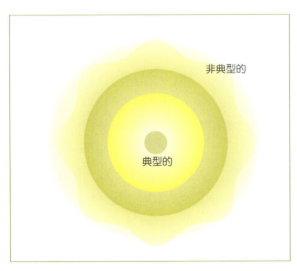

図6　疾患スペクトラムのイメージ

の軽度上昇だけの症例を診ても同じことが起こったのではないかという類推ができるようになる（ただし，これは証明されない仮説であって根拠の

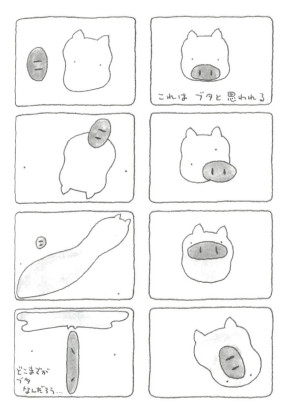

図7 ブタとは
どこかに，ブタと非ブタの境界があるがそれは人によって異なる
（文献3より引用）

ある確定診断ではない）．

　現実には疾患スペクトラムの広がりは非常に多様で，いくら経験を重ねても「こんな現れ方をするのか」という症例に出くわすことがある．

　経験を重ねるにつれて「A病でBの所見はありえない」などの断定的な言い方には慎重になる．図7[3)]の右上の絵は誰が見てもブタに見える典型例，左下はブタでないことで意見が一致するだろうが，ブタとブタでないものの境界をどこに置くかは人によって異なり，総じて経験の多い医師のほうが左下寄りに境界があると思われる．

非典型病像から病名を想起できるようになるために

非典型病像を診ても鑑別診断として想起できるようになるためのコツをいくつか挙げてみよう。

①総合的に疾患の全体像を見る

キーワードがそろっていれば，典型的病像でその疾患の可能性が高いと言ってよいが，キーワードが足りないという理由で除外診断はできない。たとえば，ALP，γ-GTPが上昇していない非典型的病像の胆管炎はいくらでもある。

②ノイズと虫食いを意識して疾患の全体像を想像する

星座の例で言えば，空には星がたくさんあるが，少し慣れれば星座が浮かび上がって見えるようになる。星座の一部が雲に隠れている場合にここに星があるだろうと補って全体像を想像することは，難易度が高いが訓練によって可能になる。キーワードがそろってから初めてその疾患を考えるのではなく，いつも見逃さないように見張っているよう心がける。

③無理に直感的に診断しない

直感を鍛える方法を論じているのに少し矛盾するようであるが，何となくこの疾患かと感じても自信がない場合にはそのまま強引に診断しようとするのは危険である。必ずいくつか鑑別診断を挙げて，その仮説を検証する習慣をつけたい（5章1 ☞p174参照）。また，そもそも非典型的症例では疾患名がひらめかないことが多いが，その際は推論（システム2）を使って体系的に考える。

④診断のために何が譲れない要素（キーワード）か考える

非典型的症例で，「A病である／ない」の境界は臨床医個々人の経験に

よって異なるが，何が診断にとってより本質的かを常に考える習慣をつけたい。あまり本質的でない要素に固執すると診断エラーのもとになる。たとえば，「急性胆管炎ならば，もっとAST/ALTが上がるはず」よりも，「今まで自分が経験した症例ではAST/ALTはもっと高かった」というようにとらえておくと，固執の度合いが大分違うはずである。

⑤時間的経過を追跡する習慣をつける

最初は非典型的病像でも，時間とともに特徴がそろって確定診断できることがある。この臨床経験を繰り返すことが，自分の中のゲシュタルトの地平を広げることにつながる。

まとめ
➡疾患スペクトラムの広がり
典型的病像：キーワードがそろっており，余分なノイズがない。
非典型的病像：キーワードがそろっていない，あるいは余分なノイズが加わっている。

■ 文 献

1) 急性胆道炎の診療ガイドライン作成出版委員会, 編：科学的根拠に基づく急性胆管炎・胆嚢炎の診療ガイドライン. 第1版, 医学図書出版, 2005, p37.
2) 須藤 博：経験を積むとはどういうことだろう？ バリエーションを考える. レジデントノート. 2013；14(15)：2826-30.
3) 小泉吉宏：ブッタとシッタカブッタ 1―こたえはボクにある. メディアファクトリー, 2003, p154.

column 3 ゴールドスタンダードを考える

　診断情報の性能についての考え方は，コラム5「診断特性」（☞p112）の項で述べた。

　診断情報（特に検査）を評価してその性能を数値で表したのが，感度・特異度，尤度比などの指標である。診断特性を決定する臨床研究は「PI(C)OT」に従って，これらの指標を測定する（表1）。診断特性を構成する要素には①ゴールドスタンダード，②カットオフ，③事前確率，④事後確率があり，2×2表（表2）にすべて含まれる。

　ゴールドスタンダード（gold standard）は，診断の対象となる疾患（T；target condition）の定義のことで，「至適基準」「黄金律」とも訳される。

表1　PI(C)OT

- P（patient）：対象患者
- I（index test）：見たい検査
- C（comparator）：見たい検査と比較する検査
- O（outcome）：診断精度の指標
- T（target condition）：見たい病気を定義するもの

表2　診断特性評価のための2×2表

		ゴールドスタンダード	
		疾患	
		あり D+	なし D−
検査	陽性 T+	真陽性 TP	偽陰性 FP
	陰性 T−	偽陰性 FN	真陰性 TN

（陽性基準）カットオフ

有病率（割合）➡ 事前確率
➡ 事後確認

診断特性：感度・特異度，陽性尤度比・陰性尤度比

ゴールドスタンダードが陽性であれば「疾患あり」，陰性であれば「疾患なし」と決められる。すなわち，診断の妥当性を保障する外的基準に当たる。なお，しばしばgolden standardという語が用いられるが，これは誤りでgold standardが正しい。

ゴールドスタンダードは，臨床医が普段行っている実際の診断思考プロセスの中にも顔を出している。

ゲシュタルトとゴールドスタンダード

診断とは，「目の前の患者がA病であると認識すること」である。

認識のためにはA病の定義が必要である。定義がないと認識できない。実際には，ヒトの頭の中ではコトバだけでなく，コトバにできない印象と結びついた疾患像のゲシュタルトが存在し，システム1がこのゲシュタルトと照らし合わせて直感的に診断をつけていると思われる。自分だけで診療している分にはこれでもかまわないが，他人と認識を共有しようとするとコトバを介さないシステム1では不都合が生じる。ゲシュタルトは基本的に他人とのやりとり，伝達ができないのでコトバで表現する必要が出てくる。

また，臨床経験が少ない初心者や，診たことのない疾患の場合は，システム1が有効に働かないので，システム2がコトバを介して疾患概念と照らし合わせを論理的に行っている。知らない疾患について新しく他人に教えてもらうときや文献から学ぶ際も，コトバを介して疾患概念を自分の中に導入する必要がある（**図1**）。

──**疾患概念とゴールドスタンダード**

疾患概念は，コトバで構成された疾患の定義であるが必ずしも具体的なものではなく，抽象的でヒトの頭の中にしか存在しないものもある。疾患概念を具体的，客観的にするためには，何らかのデータ（検査結果）で表現する必要がある。データとは概念に基づいて人間が測定したもので，具体的なかたちとして存在し，多くは数字で表される。疾患概念を測定可能なデータ（検査結果）で代表させたものが，ゴールドスタンダードに当たる。

column

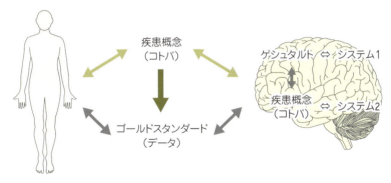

図1 疾患概念とゴールドスタンダード

疾患概念の表現のしやすさ

　疾患概念の表現のしやすさは疾患によって異なり，一意的にコトバ，あるいは検査結果で表現可能なものと，そうでないものがある。

　たとえば，冠動脈疾患は「冠動脈造影で75％以上の狭窄を持つもの」と，コトバ，検査結果の両者とも明示的に表現できる（**表3**-①）。一方，大うつ病は，検査結果はもちろん，コトバでも一意的に述べることができない。うつ病の原因は不明であるため原因による定義はできず，抑うつ症状（うつ状態）を呈するからといって，うつ病であるとは限らないため，病態により表現することも困難である（**表3**-②）。複数の医師が行っても同じ診断結果が得られることを目標に，DSM-Ⅲより，操作的診断基準が導入され用いられるようになった（**表4**）。操作的診断基準は，設問に対してyes/noで回答し，該当項目数によって診断を行うやり方で，妥当性を保障する厳密な外的基準が存在しない場合に用いられる。①症状の数，②持続時間，③他疾患の除外，を規定して，「だいたいこんな疾患ですよ」という言い方しかできない。

　当然，うつ病の病像スペクトラムは冠動脈疾患のそれよりも広く，医師間で診断の不一致は避けられない。コアで典型的な症例の場合は問題ないとしても，少し非典型的になると医師によって意見が異なるのはめずらし

表3　疾患概念の表現

①一意的に言語で表現可能，検査結果（データ）で表現可能
　（例）虚血性心疾患
　　　［疾患概念］冠動脈血流が途絶，減少した状態
　　　［検査による表現］冠動脈造影で75％以上の狭窄
②一意的に言語で表現不可能，検査結果（データ）で表現不可能
　（例）大うつ病
　　　［疾患概念］原因や病態による定義が困難？
　　　［検査による表現］不可能

表4　大うつ病診断基準（DSM-Vより要約）

1. 抑うつ気分
2. 興味または喜びの著しい減退
3. 有意な体重の減少または増加，ほとんど毎日の食欲の減退または増加
4. ほとんど毎日の不眠または過眠
5. ほとんど毎日の精神運動性の焦燥または制止
6. ほとんど毎日の易疲労感または気力の減退
7. ほとんど毎日の無価値感または過剰（不適切）な罪責感
8. ほとんど毎日の思考力や集中力の減退または決断困難
9. 死についての反復思考，自殺念慮，自殺企図

以上の症状のうち，5つ以上が2週間以上続くこと
そのうち，少なくとも1つは1か2であること
苦痛や生活上の機能障害をきたしていること
薬物や他の医学的疾患によるものではないこと

くない。

　うつ病のように，ゴールドスタンダードをコトバで一意的に規定できない疾患を臨床研究で扱う場合には，複数の専門家によるパネルによって合意形成して，対象となる症例の疾患のあり/なしを決めてゴールドスタンダードとするという方法がよくとられる。これは，ヒトの頭の外に客観的，定量的なゴールドスタンダードを置くことができないので，専門家の頭の中にあるゲシュタルトに照らし合わせる作業をしていると言ってもよい。

　他の多くの病気では，疾患概念の表現のしやすさは両者の中間に位置する。

　①結核性胸膜炎の疾患概念は「結核感染が胸膜腔に広がった状態」であ

る．検査結果としては，培養陽性，抗酸菌染色陽性，PCR陽性，病理組織陽性，抗結核薬に対する反応などで表現される（**表5**）．個々の検査の陽性率が低いため，どれか1つが陽性であれば疾患ありとする，複数の診断法の組み合わせでゴールドスタンダードとされることが多い．

②心不全の疾患概念は「心臓のポンプ機能の障害により，体組織の代謝に見合う十分な血液を供給できない状態」である．検査所見としては，左室拡張末期圧（LVEDP）上昇，肺動脈楔入圧（PCWP）上昇，駆出率（EF）低下，頸静脈圧上昇，下大静脈径拡張，画像所見（心拡大，肺水腫像，Kerley B線）などがあるが，これらは，いずれも1つのみでは心不全の疾患概念全体を代表しておらず，また結果が相互に食い違うこともある（**図2**）．

表5　結核性胸膜炎のゴールドスタンダード

- 結核菌培養陽性
- 胸水結核菌 PCR
- 胸膜組織：抗酸菌染色陽性
- 胸膜組織：乾酪壊死を伴う肉芽腫
- 抗結核薬に対する臨床的反応

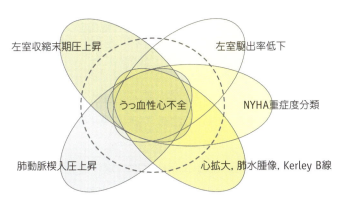

図2　心不全の疾患概念とデータ（ゴールドスタンダード）
心臓のポンプ機能の障害．体組織の代謝に見合う十分な血液を供給できない

このように臨床研究でゴールドスタンダードとしてよく使用されるものには，病理組織検査，経過観察（臨床経過，治療効果），画像診断，専門医パネルによるコンセンサスなどがある。

ゲシュタルト，疾患概念，ゴールドスタンダード

ゲシュタルト，疾患概念，ゴールドスタンダードの関係をまとめると，ゲシュタルトのうち言語化されている部分が疾患概念であり，疾患概念を目に見える測定可能なデータで代表させたものがゴールドスタンダードと言える。診断特性の臨床研究では，診断の妥当性を保障する外的基準が必要であるため，ゴールドスタンダードを設定するが，ゴールドスタンダードと言えども疾患概念を100%表しているわけではなく，代弁者にすぎない。そのため，最近は絶対者のニュアンスを持つゴールドスタンダードよりも，参照基準（reference standard）というテクニカルタームが好まれるようになっている。

3章の「直感をみがく」（3章1 ☞p41～参照）で，ゲシュタルトを成長させるには，経験を振り返ることで新しい気づきを得て，言語化しながら自分の中に取り入れていく「省察的実践家」としての態度が必要であると述べた。つまり，コトバを介してゲシュタルトを鍛えるわけであり，疾患概念，ゴールドスタンダードを突きつめて考える習慣をつくることで，診断能力を高めることができる。

まとめ
- ➡ 疾患概念は，ゲシュタルトのうち言語化された部分である。
- ➡ ゴールドスタンダードは，疾患概念を目に見える測定可能なデータで代表させたものである。
- ➡ 疾患概念，ゴールドスタンダードを突きつめて考える習慣をつくることでゲシュタルトが鍛えられ，診断能力も高まる。

3 ゲシュタルトを把握するツール

言語でゲシュタルトをつかむ

　ゲシュタルトの構成要素のうち言語化できる部分に注目することで，ゲシュタルトを把握するのに役立つツールがいくつかある（**表1**）。これらのツールは，元来，ゲシュタルトを把握するという目的で開発されたものではないが，ゲシュタルトをつかむツールという見方で使うこともできる。

① semantic qualifier（SQ）

　訳語として定着したものがないため，そのままSQと呼びならわされている。SQの定義は「病歴や所見から臨床的に意味のある重要な言葉（キーワード）を抽出し，診断推論を行うために有用な抽象度の高い医学用語に置き換えたもの」である。さらに，複数のキーワードを組み合わせてキーフレーズ（複数のキーワードが集まったもの）を作成する思考法も意味する[1]。このキーフレーズはそのままゲシュタルトを表していることが多い。

表1　ゲシュタルトを把握するのに役立つツール

1. semantic qualifier（SQ）
2. OPQRST
3. review of systems（ROS）
4. problem list

筆者らは他著で，診断推論は「患者の訴えを適切な医学用語に変換する」ことから始まると述べたが，この変換された医学用語はSQのキーワードに当たる。

症例 1	21歳，女性
主訴	手足のむくみ
現病歴	受診1週間前に左手指輪のはめにくさに気づく。翌日には腕時計もはめにくくなった。朝のこわばり，痛み・痒み，体重増加なし。
既往歴	特記すべきことなし。
身体所見	両手首より末梢（特に手背），下腿遠位1/3より末梢から足背にわずかに圧痕を残す浮腫がある。
検査所見	WBC：15,400/μL，Hb：14.2g/dL，Plt：29.7×10^4/μL，WBC分画：Eos；48.8%，Eos絶対数；7,515/μL
生化学検査	異常認めず。

病歴，所見からキーワードを抽出すると，以下のようになる。

①21歳女性 ➡ 若年女性
②左手指輪のはめにくさ，腕時計もはめにくく ➡ 四肢末梢の浮腫
③Eos絶対数：7,515/μL ➡ 好酸球増加
∴SQ＝「若年女性」＋「四肢末梢の浮腫」＋「好酸球増加」➡ 好酸球性血管浮腫

SQはキーワードで構成され，肉付けされる前のゲシュタルトの骨格に当たる（3章1図4 ☞p40）。公式として覚えていれば，このSQから一致するゲシュタルトとして好酸球性血管浮腫が想起できる。一方，このSQを一文で表現すれば，「若年女性が好酸球増加を伴う四肢末梢の浮腫で受診した」となり，症例の特徴を過不足なく表したショートプレゼンテーションにもなる。

最低限のゲシュタルトとして，この程度の骨格を自分の中に持っていなければ鑑別診断の候補として想起できない。SQをたくさん知っておくことは，典型的な症状から診断名を想起できるようになるために非常に有用である。

―― SQの例題

以下のSQから，どんな疾患が想起されるか考えてみよう。同じ胸痛の訴えでも，他のキーワードが異なるとひらめく疾患が違うのを感得できるはずである。

> **次のSQで想起される疾患は？**[2]
> ①「胸痛」+「突然発症」+「嘔吐後」+「激痛」
> ②「胸痛」+「突然発症」+「最初がピーク」+「腰背部痛」+「移動する痛み」
> ③「胸痛」+「突然発症」+「片側」+「呼吸困難」+「若年やせ型男性, 高齢肺気腫患者」
> ④「胸痛」+「急性発症」+「数分～20分程度の持続」+「繰り返す or 新規の痛み」+「頻度・程度が増悪傾向」

【解答[2]】①特発性食道破裂，②大動脈解離，③気胸，④不安定狭心症

さらに，漠然とひとまとまりにしている患者の症候を要素に仕分け構成因子に還元して，ゲシュタルトの骨格を際立たせて把握し区別するためにもSQは使える（**表2**）[3)～5)]。

表2　かぜ症候群のSQ

- 「咳」+「鼻汁・鼻閉」+「咽頭痛」 ➡ いわゆる「かぜ」 ➡ ウイルス性上気道炎として対症療法
- 鼻汁・鼻閉 ≫ 咳, 咽頭痛 ➡ 急性鼻炎, 副鼻腔炎 ➡ 副鼻腔炎の除外
- 咽頭痛 ≫ 咳, 鼻汁・鼻閉 ➡ 咽頭炎, 扁桃炎 ➡ killer sore throatの除外
- 咳 ≫ 鼻汁, 鼻閉・咽頭痛 ➡ 急性気管支炎 ➡ 肺炎の除外
- 高熱 ≫ 咳, 鼻汁・鼻閉, 咽頭痛 ➡ 敗血症など（重症）細菌感染症の除外
- 頭痛 ≫ 咳, 鼻汁・鼻閉, 咽頭痛 ➡ 髄膜炎の除外

かぜ症候群の症候を仕分けしたもの。咳，鼻汁・鼻閉，咽頭痛の3症状がほどよく混在しており，他の症状がなければ，いわゆる「かぜ」（ウイルス性上気道炎）としてよい

（文献3～5より作成）

②OPQRST

OPQRST（**表3**）は，1つの症状からおおまかに病像を把握するのに役立つ病歴聴取のツールである。**表3**の右欄を埋めるつもりで病歴を聞いていけば，症状のOPQRSTの特徴からゲシュタルトが浮かび上がってくる。

なお，痛みはOPQRSTが非常に有用なツールとなる症状であるが，発熱など非特異的な症状ではOPQRSTで特徴を引き出しにくいなど，OPQRSTには症候によって得手不得手がある。

症例 2	67歳，男性
主訴	胸痛
現病歴	1カ月前から，歩行時の胸痛が出現した。ウォーキングすると出現し，立ち止まって休むと5分くらいで軽快する。最初は4回／週くらいであったが10日前からは，胸痛の頻度がほぼ毎日となり，程度も強くなってきていた。受診当日の午前中に掃除をしていたところ強い胸痛が出現，冷や汗を伴った。昼頃には軽快したが，不安があり，救急外来を受診した。

表3 症状のOPQRST

Onset（発症様式）	突然にか？　徐々にか？
Palliative/**P**rovocative（増悪・寛解因子）	どんなときに良く／悪くなる？ （運動，食事，ストレスなどとの関係）
Quality/**Q**uantity（性状・ひどさ）	どんな／どれくらいの症状？ （日常生活への影響は？） 可能ならNRS*で数量化
Region/**R**adiation（場所・放散）	どこが？ 放散：最も強い部位以外へ広がっていくか？ 移動：場所が移動するか？
Symptom（随伴症状）	他にどんな症状がある？
Timing/**T**ime course（タイミング，時間経過）	持続性か？　間欠性か？　持続時間は？ 視覚的に図示するのも可 （例：間欠性）

*：NRS（numerical rating scale）：いくつ／10

表4 症例2での胸痛のOPQRST

分類	症状の詳細	医学用語への変換
O	約1カ月前から徐々に出現	**亜急性**の発症
P	歩行で増悪，休息すると軽快	**労作で増悪**
Q	重苦しい痛み	性状は**重苦しい**
Q	最初は4回／週 ➡ 10日前から7回／週	**頻度の増加**
Q	本日は休憩しても軽快せず	**程度の増悪**
R	胸骨裏部中心に前胸部全体	場所は**胸骨裏部**
S	冷や汗	随伴症状は**冷や汗**
T	本日は4時間以上持続	**間欠的から持続的に**

OPQRSTを使用して，詳細を補いながら聞いて医学用語に変換すると**表4**のようになる

表4の医学用語は，そのままSQとして使用できる。

∴**症例2**のSQ＝「労作で増悪」＋「胸骨裏部」＋「重苦しい胸痛」＋「頻度の増加」＋「冷や汗」

これは不安定狭心症のゲシュタルトで，しかも虚血が進行して切迫している状況をよく表している。

③ review of systems (ROS)

直訳すると「臓器 (system) の振り返り (review)」である。システムレビュー，臓器レビューという訳語も当てられている。日本では，ROSがこれまで行われてこなかった。主訴や，現病歴で出てこなかった症状を見つけ出す方法で，全身の臓器系統について訴えや徴候の見落としがないかどうかをクローズドクエスチョンで系統的にチェックしていく。

なれないうちはチェックリスト（**表5**）を利用して聞くとよい。患者が自分では問題と思っておらず，自発的に話してくれない症状の見逃しを防ぐために有用であるとともに，ゲシュタルトを把握するのにも役立つ。

表5　ROSチェックリストの例

● general, constitutional		胸痛（いつから？　　　　　）	no・yes
最近の**体重減少**・増加	no・yes	突然の脈の変化（動悸・不整脈）	no・yes
発熱（いつから？ 最高は？　℃）	no・yes	**失神**	no・yes
だるさ・全身倦怠感	no・yes	労作時呼吸困難（階段昇降など）	no・yes
悪寒戦慄	no・yes	四肢のむくみ（pitting・non-pitting）	no・yes
夜間盗汗・ひどい寝汗	no・yes	● respiratory	
睡眠は良好か？	no・yes	頻回の咳	no・yes
● eyes and vision		喀痰（黄色・鉄錆色？）	no・yes
目の病気・外傷	no・yes	喀血	no・yes
めがね・コンタクトレンズの使用	no・yes	息切れ	no・yes
視力障害・複視（右・左）	no・yes	喘息発作・喘鳴	no・yes
視野欠損（右・左）	no・yes	● gastrointestinal	
緑内障の既往（右・左）	no・yes	**食欲低下**	no・yes
眼痛（右・左）	no・yes	つかえ感	no・yes
結膜充血（右・左）	no・yes	**嘔気・嘔吐**	no・yes
● ears, nose, throat		下痢（軟便・水様，　日間）	no・yes
聴力低下・難聴（右・左）	no・yes	便秘（　　日間？）	no・yes
耳鳴（右・左）	no・yes	持続的腹痛（右・左・上・下・心窩部）	no・yes
耳痛（右・左）	no・yes	間欠的腹痛（右・左・上・下・心窩部）	no・yes
耳垂れ（右・左）	no・yes	血便・下血	no・yes
鼻汁	no・yes	● 生殖器・泌尿器	
副鼻腔炎・圧痛	no・yes	頻尿	no・yes
鼻出血	no・yes	排尿時痛	no・yes
口内炎	no・yes	尿道灼熱感	no・yes
歯肉出血	no・yes	血尿	no・yes
口臭・味覚障害	no・yes	尿量・回数の変化	no・yes
のどの痛み	no・yes	失禁（トイレに間に合わない）	no・yes
声の変化（嗄声など）	no・yes	尿路結石・腎結石	no・yes
唾液腺・舌下腺・顎下腺の腫脹	no・yes		
● heart and cardiovascular			
心臓の異常の自覚	no・yes		

表5 つづき

最近の性交渉歴（異性・同性・特定の人?）	no・yes		浮遊感	no・yes
● gynecology（♀）			痙攣（間代性・強直性・部分）	no・yes
オリモノの量・においの変化	no・yes		てんかん発作	no・yes
最終月経（　月　日～　日間，　日周期）量・強さ	同・違		しびれ・ひりひり感	no・yes
			振戦（手指）	no・yes
			麻痺（右・左・両・片・全・上肢・下肢）	no・yes
ピルは内服していますか?	no・yes		脳梗塞の既往	no・yes
● musculoskeletal			頭部外傷（転倒・交通）	no・yes
関節痛（単・多，手・肘・肩・膝・足）	no・yes		● psychiatric	
			記憶障害	no・yes
関節腫脹（単・多，手・肘・肩・膝・足）	no・yes		錯乱	no・yes
			神経過敏	no・yes
手指変形（どこに?　　　　）	no・yes		**うつ**	no・yes
朝のこわばり（60分以上?）	no・yes		入眠障害・途中覚醒・早朝覚	no・yes
筋力低下（右・左，上肢・下肢）	no・yes		● endocrine	
筋痛（右・左，上肢・下肢）	no・yes		甲状腺疾患の既往	no・yes
背部痛	no・yes		糖尿病	no・yes
冷え症	no・yes		口渇	no・yes
歩行困難	no・yes		多尿	no・yes
● skin and breasts			皮膚乾燥	no・yes
皮疹（どこに?　　　　）（紅斑・紫斑，丘疹・膨疹，　cm×　cm）	no・yes		手足の増大	no・yes
			● hematologic／lymphatic	
			傷の治りの遅さ	no・yes
掻痒感	no・yes		易出血性・あざができやすい	no・yes
皮膚変色	no・yes		貧血	no・yes
髪・爪の変化	no・yes		静脈炎	no・yes
下肢静脈瘤（右・左）	no・yes		輸血歴	no・yes
乳房の痛み	no・yes		リンパ節腫脹（頸部・腋窩・鼠径）	no・yes
乳房のしこり	no・yes			
乳頭からの分泌物	no・yes			
● neurological				
頭痛（人生最大?　頻発?）	no・yes			

（名古屋第二赤十字病院総合内科のROS第3版より作成）

症例 3	63歳，男性
主訴	倦怠感
現病歴	約5カ月前に，だるくて体調が悪く，産業医の診察を受けたが特に異常なし．4カ月前，次第に易疲労感が強くなり長時間立っていられない，階段が上れないなどの症状があり，一時休職した．その後，食思不振を伴う体重減少（10〜15kg/4カ月）も出現した．3カ月前に近医で胸腹部CT，胃内視鏡など施行されたが異常なし．1カ月前からさらに食欲がなくなり，食事中の嘔気，嘔吐も出現した．この頃には短時間の電車乗車でも座らないとだるくてつらくなった．3日前にデスクワーク中に気分が悪くなり失神した．近医に入院し，入院時の血圧が60mmHg台であったが臥位になるとすぐ100mmHg台にもどり，気分不快は改善した．諸検査に異常所見なく，当科を紹介受診した．
既往症	高血圧加療中であったが，2カ月ほど前からは血圧が下がってきたので内服を自己中断した．その後の家庭血圧は120〜140mmHg程度

　この症例のROSは，「全身倦怠感」「食欲低下」「体重減少」「嘔気・嘔吐」「失神」「低血圧」に加えて，「微熱」「立ちくらみ」「腹痛」「憂うつ気分」が陽性であった．このROSを眺めていると副腎不全のゲシュタルトとよく一致することに気づき，副腎不全が想起できた（図1）．

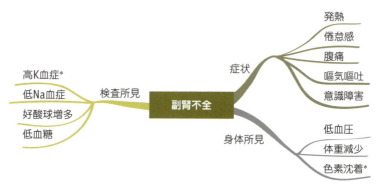

図1　副腎不全のゲシュタルト
＊：色素沈着と高K血症は，原発性副腎不全（アジソン病）のみでみられる

なお，ROSは患者の病気とは関係のないノイズ情報も拾い上げることがあり，特に初心者では自動的に病名を想起できるとまでは行かないかもしれない。この場合でも経験を積んだ医師がROSを見ると疾患名が浮かび上がることがある。

④ problem list

ROSに似ているが，ROSが基本的に症状のみを対象とするのに対し，problemは症状，既往歴，薬物歴，家族歴，身体所見，検査所見，画像所見いずれも対象にする。problem listの記述法には，いろいろな流儀があるが，愚直に1つひとつの所見を全部problemとして挙げると膨大になり，かえってゲシュタルトとして把握しにくくなるので，ある程度まとめてくくるような工夫が必要になる。

OPQRST，ROSともいろいろと工夫されたバージョンが公表されているので，参考に自分用の使いやすいものをつくるとよい。

SQは単純で簡単そうに見えるが，実はうまくキーワードを引き出すには自分の中に一致するゲシュタルトを持っていないと難しいことがあるので，思考作業の難易度としては，「SQ＞OPQRST，ROS」である。また，症状，所見が入り組んだ複雑な症例では，いきなりSQでゲシュタルトを把握しようとするのは無理がある。訴えが多系統，多臓器に現れている複雑な症例，訴えがあいまいではっきりしない症例では特にROS，problem listが有用である。

➡ ゲシュタルトのうち，言語化できる部分に注目することはゲシュタルトを把握するのに役立つ。

➡ 有用なツールには，semantic qualifier (SQ)，OPQRST，review of systems (ROS)，problem listがある。

■ **文 献**

1) Bordage G：Prototypes and semantic qualifiers：from past to present. Med Educ. 2007；41(12)：1117-21.
2) 北 啓一朗, 他：胸痛. 診断力を鍛える！ 症候足し算―症候の組合せから鑑別疾患を想起するトレーニング. 山中克郎, 監. 羊土社, 2017, p24-7.
3) 田坂佳千："かぜ"症候群の病型と鑑別疾患. 今月の治療. 2005；13(12)：1217-21.
4) 山本舜悟："かぜ"の分類のしかた. かぜ診療マニュアル―かぜとかぜにみえる重症疾患の見わけ方. 第2版. 山本舜悟, 編. 日本医事新報社, 2017, p15-7.
5) 岸田直樹：誰も教えてくれなかった「風邪」の診かた―重篤な疾患を見極める！ 医学書院, 2012, pⅷ-ⅺ.

column 4　意識下を動かす

　3章では，言語を介して間接的にシステム1を鍛える方法について述べた。

　システム1（直感）は，「意識下」の領域で働くため，直接働きかけて操作することはできない。ここではもう少しダイレクトな直感の鍛え方はないか考察してみよう。

　心の中に「意識できない」領域があるという概念はフロイトが提唱した。この「意識できない」領域は，深層にあるが「意識」の領域よりも大きく，ヒトの行動に強い影響を与えるとされ，「意識下」「無意識」「潜在意識」「深層意識」などの用語が当てられている。この意識下に直接働きかけるにはどうすればよいかが，このコラムのテーマである。

　もっとも，「意識できない」領域の実在は証明できないので，これは観察される現象からつくり上げた1種のモデルであると言える。したがって，ここで述べることはすべてが科学的に検証された事実ばかりではない。「筆者はこんな仮説に従ってこういう学習方法をとっている」という話として読んで頂きたい。

意識下にゲシュタルトを刻みつける

　ヒトの技能習熟のレベルには4段階あるとされている（**表1**）[1]。

　自転車に乗れるようになるまでのプロセスを例にすれば，**表1**[1]の「3. 意識的有能」の段階では，「このタイミングで左足を上げて」など，1つひとつの動作を意識して行わねばならず，動作はぎこちない。「4. 無意識的有能」の段階に至れば，個々の動作を意識することなくスムーズに行うことができる。

表1 学習の4段階

1. 無意識的無能	まったく学んだことがなく知らない
2. 意識的無能	知識はあるが思うようにできない
3. 意識的有能	意識してならできる
4. 無意識的有能	無意識にすることができる

（文献1より引用）

　診断についてこのモデルを当てはめると，システム2（推論）は意識的有能，システム1（直感）は無意識的有能に該当する。最初は意識して，論理的思考により大量のエネルギーを消費しつつ，逐次的にぎこちなく推論を行って診断していたものが，経験を積むにつれて意識下で何らかのプログラムやゲシュタルトが成立することにより，直感的にひらめき診断ができるようになるとモデル化できる。つまり，システム2（推論）がシステム1（直感）を育てていると考えられるわけだが，このモデルは，自分の学習過程を内省してみると「そうそう，何となくそんな感じでやっている」と納得できる。

　次に，効率良く意識下にプログラムを成立させ，ゲシュタルトを形成するにはどうしたらよいかだが，意図的につくるには①インパクト（印象的な体験），②回数（繰り返し）がコツである[1]。

インパクトのある臨床経験

　強いインパクトを伴った経験は，1回でも意識下のプログラムを成立させやすい。トラウマは，強いインパクトが悪い方向にプログラムを成立させてしまった例で，幼少期にイヌに追いかけられる恐怖体験をすれば，イヌ恐怖症になる可能性が高い。

　診断がつけられずに亡くなった患者の剖検で見逃していた所見があり，最終的な診断がついた，などという経験は，1例で一生忘れない印象を残し，強固なゲシュタルトが形成され，常にその疾患がひらめくようになるものである。逆に，似たような症例が何でもその疾患に見えてしまうとい

うバイアス(availability bias)になって困ることもある。

インパクトの強弱は，自分で完全にコントロールすることはできないが，日常の診療を好奇心を持って，ワクワクしながら鮮烈に経験するよう心がけることで，インパクトを強化しシステム1(直感)を働きやすくできる。たとえば，後述する症例のような複雑で診断が難しいケースで，全体を矛盾なく説明できる仮説を思いついたときには，突然のようにジグソーパズルの全片がピシッと組み上がったときと似たような爽快感がある。こういった知的快感は強固なゲシュタルトを形成するとともに，診断推論探求への原動力にもなる。

「教師あり」経験の繰り返し

私たちは，色，模様，大きさなど外見が異なる種類のネコを見ても直感的にネコだと認識できる。これは，幼少時から繰り返し「これはネコだ」と教えられる経験を積み，意識下にネコのゲシュタルトが形成されているためである(図1)。

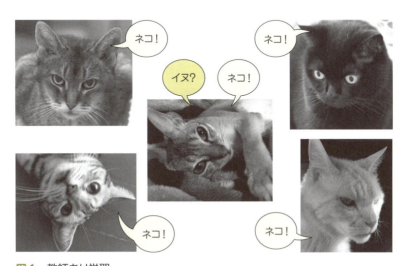

図1 教師あり学習
教師あり学習の繰り返しで，ネコの特徴パターンを修得

多くの症例を繰り返し経験することは，意識下に疾患ゲシュタルトを形成して診断能力を向上させるための王道である．ただし，漫然とただ経験さえ積めばよいというものでもない．Sir William Osler は，「The value of experience is not in seeing much but seeing wisely（経験の価値はただ多く見ることではなく，賢く見ることである）」と述べているが，筆者は「賢く」経験するとは，「教師あり」経験をすることであると解釈している．

　教師あり経験を繰り返すことで効率的にゲシュタルトが形成され，ひらめきを得やすくなる．診断についての教師あり経験とは，ある程度の納得できる根拠をもって確定診断できた経験を指す．

　たとえば，「発熱」＋「心雑音」＋「皮疹（点状出血）」＋「血尿／赤血球円柱」という症候・所見を呈した症例が，血液培養の持続的陽性と心エコー上の疣贅をもって感染性心内膜炎と確定診断できたとする．発熱・心雑音は当たり前として，感染性心内膜炎では，皮疹や血尿／赤血球円柱の出現もありうることが印象深くゲシュタルトに刻みつけられる体験になれば，次からはこの症候のセットか，「点状出血皮疹＋赤血球円柱」の組み合わせを見ても，感染性心内膜炎の病名が頭にひらめくかもしれない．これに対し，同じ患者に診断がつかないまま広域抗菌薬を使用し，3日後に熱が下がったという経験をしても，これは教師なし体験でゲシュタルトの形成につながらず，次の症例のひらめきにも寄与しない．

　もちろん，診断のつかない症例はあるので，わからないことはわからないでもしかたがない．この場合でも，できるだけアウトカムを追跡してわかる範囲を広げておく，あるいはわかる範囲を言語化してコトバのインデックスをつけておくと，後に突然「あ，こういう病態だったのか」と疑問が氷解することがある．

症例

　筆者が研修医の頃，糖尿病性腎症をベースとして腎機能障害の程度に不釣り合いな高度な高K血症をきたす症例を何例か経験した．インターネッ

トもない当時の自分の情報検索力では，この病態が何かわからなかったが，後に4型尿細管性アシドーシス（低レニン性低アルドステロン症）の記載に遭遇したときに，「糖尿病性腎症（軽度〜中等度の腎障害）」＋「代謝性アシドーシス」＋「高K血症」が4型尿細管性アシドーシスを代表する病像（SQ）にぴったり当てはまることがわかって，ずいぶん興奮した覚えがある．

　この項は，NLP（neuro linguistic programming；神経言語プログラミング）のモデルを借りて解説した．NLPでは，①五感（感情）と言語が意識下にプログラムをつくり起動させる，②プログラムは深層の意識下で働く，③言語と感情／感覚を介して意識下のプログラムを操作できるという考え方をとる（図2）．

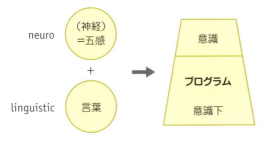

図2 NLP（neuro linguistic programming）

- ➡ システム1（直感）は，「意識下」で働くため，直接働きかけて操作することはできない．
- ➡ システム2（推論）がシステム1（直感）を育てる．
- ➡ インパクトと回数がシステム1（直感）を強化する．

■ 文献

1) 山崎啓支：実務入門 NLPの基本がわかる本．日本能率協会マネジメントセンター，2007，p40-7．

4章 推論をみがく

1 「推論」の成り立ち

3章では「直感をみがく」としながら，言語を使ってゲシュタルトを鍛え，間接的にシステム1を働かせやすくすることを考えた．この4章では論理的推論の本体となるシステム2を鍛える方法を考えよう．

推論の2ステップ

筆者らは「診断推論」について，かつてから他著で詳しく述べてきた．最近ではポピュラーになっているが，ここで復習しよう．

推論は大きくわけて二段階の思考作業である（図1）．

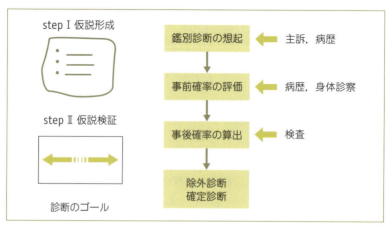

図1　診断推論

① step Ⅰ：診断仮説の形成（疑うべき疾患名の想起）

　臨床医が，患者を診察する際，まず「これはA病ではないか」という疑いを持つ。この疑いは1つとは限らず，臨床医の頭の中にはいろいろな疾患が鑑別診断の候補として想起される。この想起された疾患のリストが，診断仮説に当たる。

② step Ⅱ：診断仮説の検証（鑑別候補仮説の吟味）

　どんな情報があれば鑑別候補の疾患の可能性を上げたり下げたりすることができるかを考え，情報を集め仮説を肯定／否定できるのかを検証していく。患者から情報を得ると，その結果として患者がA病を持つ可能性（確率）は，①高くなる，②低くなる，③どちらへも動かない，のいずれかとなる。臨床医は「A病であればこの症状があるはずだ」とか，「B病であればこの所見があるはずだ」と考えながら情報を集め，それぞれの疾患の可能性を上げたり下げたりしていく（図2）。

　最終的な診断のゴールは，患者がA病を持つ確率が十分高くなって治療を開始してよいと判断できるレベルになるか（確定診断；rule in），もはやこれ以上A病について考える必要がないと否定できるくらい低いレベルになるか（除外診断；rule out）のどちらかである（図3）。

　要約すると，推論の第一段階は仮説として病名を思いつくプロセス，第二段階はその仮説を支持または反証するデータにより可能性を動かすプロセスである。最初に仮説を立て，仮説を裏づけるデータが得られれば仮説は正しい（逆に，仮説に反するデータが得られれば仮説は正しくない）とする推論の様式を「仮説演繹法」と呼ぶ。

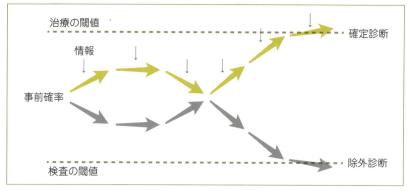

図2　仮説検証のイメージ

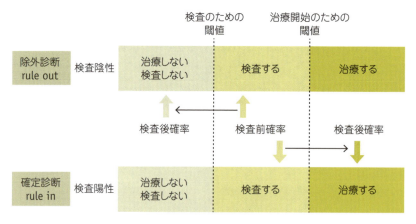

図3　推論による診断のゴール（除外診断と確定診断）

仮説演繹法のプロトタイプモデル

　診断推論の黎明期には，第二段階の仮説検証のプロセスを「ベイズの定理」を使ってモデル化することがなされた[1]。モデルに，冠動脈疾患による労作性狭心症の診断が好んで取り上げられたのは以下のような特徴があり，単純化しやすかったためである。

　①疾患の有無を明確に定義できるゴールドスタンダードが存在した（コ

ラム3 ☞ p61〜参照)。

冠血管造影は，冠動脈の狭窄度で冠動脈疾患の有無を定義できるゴールドスタンダードである（例：75％以上で冠動脈狭窄あり）が，侵襲的であり当時は現在ほど気軽に実施できなかった。

② 負荷心電図，負荷心筋シンチなど，ほどよい診断特性（感度，特異度）の非侵襲的検査が存在した。

③ 先行研究による疫学データが豊富であった。

症例 1	67歳，女性
主訴	労作時の胸部不快感
現病歴	坂道を10分程度上ると絞めつけられるような不快感が前胸部を中心に出現し，動悸を伴う。歩行をやめて休憩しても症状は速やかに軽快しない。深呼吸や咳によって症状は増悪しない。

① 事前確率の推定

交通事故など冠動脈疾患以外で死亡した米国人の剖検所見から得られた冠動脈狭窄の疫学データが報告されているので，これを事前確率として利用する。これは無症状の米国人の冠動脈疾患の有病割合である（**表1**）[1]。さらに，胸痛をその性状によって「非狭心痛」「非典型的狭心痛」「典型的狭

表1　剖検所見による冠動脈疾患の年齢・性別ごとの有病割合

年齢（歳）	男性 CAD+（人）	男性総数（人）	男性（％）	女性 CAD+（人）	女性総数（人）	女性（％）
30〜39	57	2,954	1.9	5	1,545	0.3
40〜49	234	4,407	5.3	18	1,778	1.0
50〜59	488	5,011	9.7	62	1,934	3.2
60〜69	569	4,641	12.3	130	1,726	7.5

交通事故など冠動脈疾患以外で死亡した，米国人の剖検所見から得られた疫学データ
CAD：冠動脈疾患

（文献1より作成）

心痛」に分類した場合の，それぞれの胸痛における冠動脈疾患の有病割合の疫学データも存在する（**表2**）[1]。

これらのデータから，条件つき確率を「ベイズの定理」を使って計算すると，ある年齢・性別の米国人が，ある性状の胸痛を呈した場合に冠動脈疾患を有する確率が得られる（**表3**）[1]。

症例1の胸痛の性状は**表4**[2]の3項目のうち2項目を満たすので，非典型的狭心痛である。**表3**[1]を参照すると，非典型的狭心痛のある67歳女性が冠動脈疾患を持つ検査前確率は54.4％である。

表2 胸痛の性状による冠動脈疾患の有病割合

胸痛の性状	冠動脈疾患の有病割合（％）
非狭心痛	16.0
非典型的狭心痛	49.9
典型的狭心痛	88.9

冠動脈造影で50％以上の狭窄が認められた場合に，冠動脈疾患ありとした

（文献1より作成）

表3 胸痛の性状と年齢性別による冠動脈疾患の検査前確率

年齢（歳）	非狭心痛		非典型的狭心痛		典型的狭心痛	
	男性（％）	女性（％）	男性（％）	女性（％）	男性（％）	女性（％）
30〜39	5.2	0.8	21.8	4.2	69.7	25.8
40〜49	14.1	2.8	46.1	13.3	87.3	55.2
50〜59	21.5	8.4	58.9	32.4	92.0	79.4
60〜69	28.1	18.6	67.1	54.4	94.3	90.6

冠動脈造影で50％以上の狭窄が認められた場合に，冠動脈疾患ありとした

（文献1より作成）

表4 性状による胸痛の分類

1. 胸骨裏部か？
2. 労作で増悪するか？
3. 安静や亜硝酸薬で軽快するか？

3項目とも該当 ➡ 典型的狭心痛
2項目該当 ➡ 非典型的狭心痛
0〜1項目該当 ➡ 非狭心痛

（文献2より作成）

②検査の実施と検査後確率の推定

　前述の検査前確率から，この患者が冠動脈疾患を持つ可能性は五分五分程度と解釈される．この段階でいきなり侵襲的な冠動脈造影を行うのは，まだためらわれるので，運動負荷心電図試験を行ったところ，負荷後の心電図で1.0mmのST低下が認められた．運動負荷後の1.0mmのST低下をカットオフとした運動負荷試験の感度は23.3％，特異度は89.0％というデータがある．

　これまでに得られた検査前確率，感度・特異度を「ベイズの定理」に代入して計算すると，この患者が有意な冠動脈疾患を有する確率は，71.7％と推定される（表5）．冠動脈疾患であることがかなり確定的になったため，冠動脈造影を施行し有意狭窄が証明され，労作性狭心症の診断が確定した．

　なお，ベイズの定理を使っていちいち計算するのは面倒であるため，感度・特異度を尤度比に換算して利用するノモグラムがつくられている（図4）[3]．

　ここで述べたのは，仮説演繹法のstepⅡ「診断仮説の検証」のプロトタイプとなる思考プロセスである．病歴から，検査前確率を推定し，ほどほどの診断性能を持った非侵襲的検査を施行して，疑いがより強くなれば侵襲的なゴールドスタンダードに持ち込んで確定診断をする．このモデルをさらに拡張すると，事前確率をベースにして，病歴，身体所見，検査などの診断情報を使って逐次的かつ連続的に確率を上げ下げしながら最終的に除外診断または，確定診断に到達するというイメージになる（図2）．

表5　「ベイズの定理」を用いた検査後確率の計算例（症例1）

検査後確率
= 感度 × 検査前確率 ／ 感度 × 検査前確率 ＋（1－特異度）×（1－検査前確率）
= 0.233 × 0.544 ／ 0.233 × 0.544 ＋（1－0.89）×（1－0.544）
= **0.717**

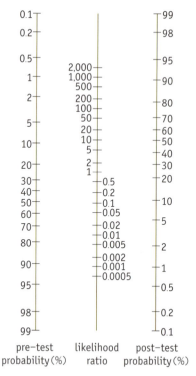

図4 検査後確率を得るためのノモグラム　　　　　　　　　　（文献3より作成）

仮説演繹法プロトタイプモデルの弱点

　仮説演繹法プロトタイプモデルは，思考プロセスを要素にわけて説明しており，整然として歯切れ良く理解しやすい。しかし，現実はもっと複雑でこれほど単純明快には行かない。実際に臨床医が行っている思考プロセスを，十分言語化して他人に伝達あるいは教育できるように体系化できていない部分が弱点または，実践に際して困難を覚える点として，以下がよく指摘される。

① step Ⅰに関連する弱点

1. 鑑別診断候補の想起が難しい
2. 複数の診断仮説に対応しにくい（4章4 ☞ p156～参照）

② step Ⅱに関連する弱点

3. 事前確率の評価が難しい（コラム6 ☞ p138～参照）
4. 診断情報（病歴，身体所見，検査）の性能，いわゆるdiagnostic test accuracyが不明なことが多い

step Ⅰに関連する弱点と対策

　これは疑うべき疾患名の想起に関連する問題である。

　仮説演繹法は本来，仮説形成から始めるのであるが，プロトタイプモデルは診断仮説が既に存在するところから始まっている。そのため，step Ⅰ（診断仮説の形成）からstep Ⅱ（診断仮説の検証）へのつながりが悪い。と言うよりも，step Ⅱについてしか考えておらず，step Ⅰの診断仮説の想起の部分をモデル化できていない。

　仮説形成，すなわち鑑別疾患の想起はシステム1（直感）の働きが大きく，どのような思考プロセスによって成り立っているのか十分な解明と言語化ができていないため，システム2（推論）によるアプローチがしにくい部分である。仮説演繹のプロトタイプモデルはstep Ⅰを体系化できていないので，この考え方でトレーニングしても，鑑別診断仮説を想起してそれらを絞り込んでいくstep Ⅰからstep Ⅱへつながる思考プロセスは上達しないという悩みはよくある。

　現実には，最初から1つの診断仮説のみが強く疑われることは少なく，次の症例2のように，診断仮説は複数あるのが普通である。診断エラーを防ぐためにはむしろ，強く疑った単一の診断仮説のみでなく複数の仮説を

想起するほうが望ましいと言える。

　システム1（直感）による診断仮説の想起は，想起と言うよりもほとんど自動的に浮かび上がってくる感覚でしんどさは感じない。これに対して，システム2（推論）を使って，症候の原因となる疾患を想起していくのはエネルギーを消費するしんどい作業であるが，想起にもコツがあり，練習して慣れるうちにしんどさは減ってくるはずである。

症例 2	27歳，男性
主訴	発熱，咽頭痛
現病歴	5日前歯科にて抜歯施行。その後，発熱，頭痛，咽頭痛が出現した。抗菌薬や鎮痛薬を処方されたが症状は軽快しない。左下顎が腫れて，疼痛が強い。咽頭痛のため，唾が飲み込めない。また，痛みのため開口障害あり。嘔気，食欲不振あり，食事・水分はほとんどとれない。受診直前に，ガクガク体がふるえるほどの寒気があった。

鑑別仮説の想起

　鑑別診断を想起する際に，咽頭痛の原因疾患として頻度が高く，commonなのは「ウイルス性咽頭炎」「溶連菌性」「伝染性単核球症」である。見逃してはならないcriticalな疾患は「致死的咽頭痛（killer sore throat）」と呼ばれるグループがある。咽頭痛のために嚥下できない，唾を飲み込めないほどの咽頭痛のため流涎するのは，咽頭痛のレッドフラッグサインであり，致死的咽頭痛の中でも「急性喉頭蓋炎」「扁桃周囲膿瘍」「後咽頭膿瘍」「Ludwig's angina」「Lemierre's syndrome」などを想起しなければならない（図5）。

想起した仮説に沿って評価

　頸部の画像評価が必要と考えられ，造影CTを行った結果，左扁桃周囲から口腔底にかけてring enhancementされる膿瘍様の構造が認められた（図6）。病変部の切開排膿，抗菌薬投与により軽快治癒した。

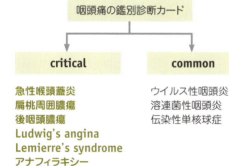
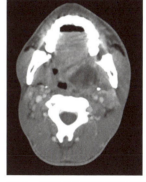

図5　咽頭痛の鑑別診断

図6　症例2の頸部造影CT画像

> [!最終診断]
> - Ludwig's angina（口腔底蜂窩織炎）
> - 抜歯後感染

① 弱点「鑑別診断候補の想起が難しい」への対策
―― 鑑別診断仮説を想起するコツ

（1）系統的に想起する

　系統的想起とは，何らかの基準に従って鑑別診断を順番に思い浮かべていく方法である。

　たとえば腹痛に対して腹部を分割し，その部位にある臓器に関連づけて疾患を想起することはよく行われる（図7）。この場合，腹部以外の臓器に由来する腹痛（心筋梗塞など），または特定の臓器に由来しない精神，心理的原因は抜けやすいので注意する必要がある。

　このほかにも，語呂合わせ（**表6**「疾患分類のVINDICATE!!!＋P」，**表7**「意識障害のアイウエオチップス」）を使ったり，発症メカニズム別（**表8**）に

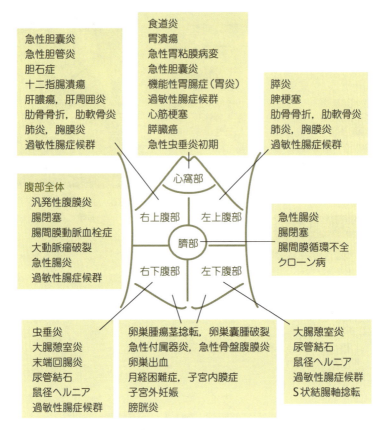

図7　部位別腹痛の鑑別診断

想起するのも系統的想起である。

　系統的想起は，診断推論の学習過程で一度はトレーニングすべき想起法である。この疾患はどうかと意識的に挙げてみるトレーニングはとても重要だが，鑑別診断をできるだけ多く挙げることは診断の目的ではない。診断仮説の数が多くなりすぎると，臨床現場で日々使うには時間と労力がかかりすぎて効率が悪くなる。

　また，人間の脳のワーキングメモリは，あまりに多くの鑑別診断をいっぺんに検討するようにはできていない。無理にしようとすると苦痛になっ

表6　疾患分類の VINDICATE!!!＋P

V	**V**ascular（血管系）
I	**I**nfection（感染症）
N	**N**eoplasm（良性・悪性新生物）
D	**D**egenerative（変性疾患）
I	**I**ntoxication（薬物・毒物中毒）
C	**C**ongenital（先天性）
A	**A**uto immune（自己免疫・膠原病）
T	**T**rauma（外傷）
E	**E**ndocrinopathy（内分泌系）
!(I)	**I**atrogenic（医原性）
!(I)	**I**diopathic（特発性）
!(I)	**I**nheritance（遺伝性）
P	**P**sychogenic（精神・心因性）

表7　意識障害のアイウエオチップス

A	**A**lcohol（アルコール）
I	**I**nsulin（インスリン，低血糖，高血糖）
U	**U**remia（尿毒症）
E	**E**ncephalopathy（脳症），**E**pilepsy（てんかん），**E**lectrolytes（電解質異常），**E**nvironmental（環境要因）
O	**O**pium（麻薬），**O**$_2$（低酸素血症）
T	**T**rauma（外傷），**T**umor（腫瘍）
I	**I**nfection（感染症）
P	**P**sychiatric（精神疾患），**P**oison（毒物）
S	**S**hock（ショック）

　て考えること自体が嫌になる．系統別想起によって，いわば「小見出し」をつけて一度に扱う情報の単位数を少なくするのも，ワーキングメモリの負担を軽くしてしんどさを軽減する工夫であるし，鑑別診断仮説の数もせいぜい3〜5個程度に押さえるのが実用的である（コラム7 ☞ p151参照）．臨床現場では，症候別に鑑別診断をまとめた成書を座右において参照しながら，当てはまりそうなものを拾い上げていくやり方でもかまわない[4)〜7)]．

表8　メカニズム別失神の鑑別診断

1. 心拍出量減少	①心拍出路の機械的閉塞（大動脈解離・大動脈弁狭窄），②不整脈（洞不全症候群，房室ブロック，心室頻拍，上室性頻拍）
2. 反射を介するもの	①血管迷走神経，②状況性，③頸動脈症候群
3. 神経学的疾患	①てんかん，②椎骨脳底動脈系TIA，③鎖骨下動脈盗血症候群，④片頭痛
4. 起立性低血圧	
5. 薬剤性	①抗不整脈薬，②降圧薬
6. 精神的	①パニック障害，②全般性不安障害
7. 原因不明	

　トレーニングという意味以外で，現場でこの方法を使うのは診断が難しいケースに対して，鑑別診断をもれなく挙げて，詳しく検討したい場合に限られる。これは仮説演繹法の亜型の推論方法で，「徹底的検討法」と呼ばれる。この場合には，文献を調べながら稀な疾患も含めた大きく網羅的な鑑別診断のリストをつくって検討していく。

　(2) critical vs commonの視点で想起する

　想起は，単一の鑑別診断だけを考えるよりは，critical vs commonの視点でcriticalな疾患とcommonな疾患から数個ずつピックアップして想起するのが望ましい。commonな疾患は遭遇しやすいので，診断の効率を良くするため鑑別診断に含める。これは当然として，criticalな疾患の見逃しは命に関わるので，特に初心者のうちは意識してcriticalな鑑別疾患に注意を払いたい。たとえば，胸痛，咽頭痛などのありふれた症状でも，killer 5 chest pains（図8），killer sore throat（図5）のcriticalな疾患に常に意識を向けるようにする。

　さらに，自分の苦手な症候に対してはあらかじめcriticalな鑑別診断カードをつくっておくか，遭遇したときに調べて対処することが勧められる。調べた結果はカードにして残しておくと将来役に立つ。追加していくとカードも成長するだろう（例：複視，ぶどう膜炎）。筆者は総合診療の看

板を上げているので，ときどき，なじみのない症候のコンサルテーションを受けるが，この症候を呈する疾患のうちで危ないのは何か，見逃してはならない疾患は何かを知っておくのは診断推論を行う上でとても重要であり，これらを押さえておくと，何か大事なものを見落としているのではないかという不安感が軽減する。

(3) 確定診断と除外診断の候補を意識する

ベテラン臨床医は，確定診断のみでなく常に除外と確定の2方向を同時に考えながら処理している。commonな疾患，典型的病像など可能性が高そうでlikelyな候補は存在することを確定したい（確定方向）。反対に，unlikelyな鑑別仮説でも，見逃すと命に関わるcriticalな疾患はないことを確かめて除外したい（除外方向）。想起しなかった疾患は見落としにつながるのでunlikelyでも，criticalなものは一応想起しておくことは大事である。

症例によっては，likelyな確定方向の候補がなく，criticalな疾患がないことを確かめるだけになる場合もある。この場合は，症状はあるが深刻な病気はなさそうだとして様子を見るか対症療法をすることになる。なお，

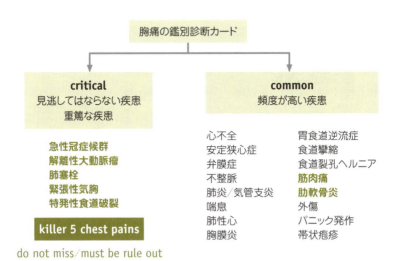

図8　killer 5 chest pains

想起した段階で，候補仮説が除外方向と確定方向のどちらに当たるのか意識しておくと，確定向け，除外向けのどちらの情報を集めるのか，次の候補を絞っていくプロセスで迷いが少なくなる．

症例 3	50歳，女性
主訴	発熱
職業	主婦
現病歴	受診2週間前に軽度の悪心・嘔吐あり．このとき発熱はなく，2～3日でいったん症状は消失した．受診5日前に38℃の発熱があり，前医の血液検査でCRP上昇を指摘された．その後も解熱薬で一時的に解熱するが，時間がたつと再び発熱することが続いている．発熱以外には自覚症状なし．食欲低下もない．sick contactなし．
既往歴	特記事項なし〔アルコール（－），たばこ（－）〕
身体所見	BP：120/70mmHg, HR：76, RR：14, BT：37.8℃, 意識清明，全身状態は良好，眼結膜，口腔に異常なし，甲状腺：腫脹・圧痛なし，表在リンパ節腫脹なし，心音，呼吸音に異常なし，腹部は平坦，肝脾は触知せず，背部に叩打痛なし，髄膜刺激徴候なし，皮疹なし．
検査所見	血液・尿検査：WBC増加，Plt増加，CRP上昇以外に異常所見認めず，TSH：1.57μIU/mL, free-T_3：2.58pg/mL, free-T_4：1.08ng/mL, 胸部X線：浸潤影なし，血液培養：2セット（－）

鑑別仮説の想起

　発熱と血液検査上の炎症反応のみが目立つが，全身状態は良く元気である．発症して日が浅く，かつ発熱のみで他の症状，所見に乏しいので可能性が高そうでlikelyな鑑別仮説は想起しにくい．しいてlikelyな病名を挙げれば，やはり頻度が高いウイルス感染症になってしまう．

　随伴症状が目立たない発熱であっても，発熱期間が数日以内のものは古典的不明熱の定義に当てはまらず，「急性熱性疾患」と呼ばれる．原因としては感染症，それもウイルス感染症を含むcommonな感染症が圧倒的に多い．

　症例3では，commonな発熱の原因である上気道感染症，尿路感染症，

消化器感染症などを示唆する症状はないが，まずこれらを除外方向で考えていく。なお**表9**は，診断の手がかりとなる局所の症状・所見が乏しいか，見逃しやすい，あるいは発熱より遅れて出現する疾患群のリストである。

この中には比較的稀な疾患が含まれるが，この段階で稀な発熱の原因疾患を探しに行くのは非効率である。ただし「感染性心内膜炎」「亜急性甲状腺炎」は一般的に思われているほど稀ではない疾患で，見逃されたときのアウトカムの重大さや治療可能性を考えれば，ファーストラインで鑑別の対象に入れておきたい。

想起した仮説に沿って評価

初診時の検査所見からは，肺炎，尿路感染症，胆道系感染症などを積極的に疑う所見はない。血液培養，甲状腺機能は陰性で，感染性心内膜炎，亜急性甲状腺炎は除外可能である。同定可能でcommonなウイルス感染症には，EBウイルス，サイトメガロウイルスなどがある。これらは伝染性単核球症の病像（発熱，咽頭炎，リンパ節腫脹，異型リンパ球，AST／ALT上昇など）を呈するが，発熱以外の症状が目立たないこともあるので経過中に血清検査を行ったが，両者とも既感染パターンであった（**表10**）。全

表9 診断の手がかりとなる特徴が乏しい疾患群

- インフルエンザ
- 伝染性単核球症
- ウイルス性肝炎
- 風疹，麻疹，水痘
- 薬剤熱
- 結核（特に粟粒結核）
- 感染性心内膜炎
- SLE，結節性多発動脈炎，成人型スティル病
- 大動脈炎症候群，リウマチ性多発筋痛症，巨細胞性動脈炎
- リウマチ熱
- 悪性リンパ腫
- 慢性尿路感染症
- 亜急性甲状腺炎
- いわゆるかぜ症候群や同定不能のウイルス感染症

身状態が良く,ファーストラインで考えた除外方向の鑑別仮説もなさそうであるため,解熱薬の対症療法のみで経過を観察した.初診日から1週間くらいは毎日38℃の発熱があったが,その後はしだいに解熱傾向となり,初診日から15日以降は平熱となりCRPも陰性化した(図9)[8].他の自覚症状もなく普段と同じ状態に戻った.

likelyな確定方向の候補がなく,criticalな疾患がないことを確かめつつ経過観察して問題解決した例である.外来の原因不明の発熱ではこのパターンが一番多い.

最終診断

不明であるがself-limited diseaseで,おそらく同定不能のウイルス感染症であったと考えられる.

表10 症例3の経過中に追加した検査

- CMV IgM ➡ ＜10 (−)
- CMV IgG ➡ 40 (+)
- EB VCA IgM ➡ ＜10 (−)
- EB VCA IgG ➡ 160 (+)
- EB EBNA IgG ➡ 6.3 (+)

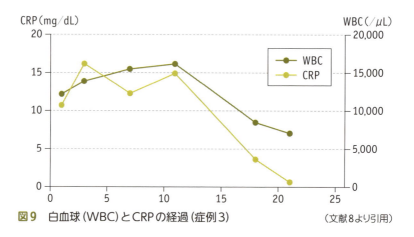

図9 白血球(WBC)とCRPの経過(症例3)　　　　　　　　(文献8より引用)

（4）いろいろな切り口の鑑別診断カードを持つ

あらかじめカードをつくっておく効用は，p94の「critical vs commonの視点で想起する」でも述べたが，別にカードの内容を全部記憶しておく必要はない。カードのインデックスだけ覚えておくだけでも想起の役に立つ。

症例 4	37歳，女性
主訴	発熱，紅斑
現病歴	3日前の夜間より頭痛，倦怠感，嘔気などの症状あり。それまでは普通に生活しており具合の悪さなどなかった。2日前，朝から38.2℃の発熱あり。上気道症状，消化器症状，泌尿器症状などはなかった。夕方，体幹部を中心に皮膚が赤くなってきた。痒みはなかった。前日，朝から40℃を超える発熱あり。全身倦怠感が強く動けない。手掌や腹部，下腿などに皮疹が広がった。食欲はなく摂食は不良。夜間から水様下痢便が出現し，嘔気も悪化した。受診当日，水様下痢便が頻回にあり，少量でも食事を摂取するとそのまま下痢で出てしまう状態。悪寒戦慄もあり，まったく動くことができなくなり救急要請した。その他の症状は，頭痛，咽頭痛，腹痛があった。最終月経は5日前からでタンポンを使用していた。
既往歴	アナフィラキシーショック，慢性蕁麻疹
服薬歴	シングレア®，アレジオン®
アレルギー	あるがアレルゲン不明
身体所見	BP：70/42mmHg，HR：122，SpO$_2$：99％（RA），RR：28，BT：39.6℃，意識レベル：JCS；I-1，ぐったりしており受け答えも緩慢，末梢は温かく冷や汗なし，頭頸部に異常所見なし，胸部：心音・呼吸音異常なし，喘鳴なし，腹部平坦軟，左下腹部に圧痛あり，皮膚：顔面含めほぼ全身に紅潮，紅斑あり，右手掌中央に円形落屑あり，手指の腫脹はなし。
検査所見	ECG：ST上昇，異常Q波，QRS延長，伝導障害の所見なし，胸部X線：肺野に異常なし，気胸・肺水腫の所見は認めず，心エコー：駆出率は60〜70％と良好，局所壁運動異常なし，右心負荷所見なし，下大静脈は虚脱（外液1,000mL投与後）。
problem list	①発熱，②全身紅斑，③手掌落屑，④水様下痢，⑤ウォームショック，⑥アナフィラキシーショック既往

鑑別仮説の想起

1) ウォームショックであり、ショックの原因としては敗血症性ショック、アナフィラキシーショックが疑われる。下大静脈は虚脱しており敗血症性ショックに加え、循環容量減少も疑われる。ただし、活動性出血を示唆する所見はない。ECG（心電図）/胸部X線心エコーの所見から心原性、閉塞性の可能性は低い。

2) それまで元気な若年女性に発熱、全身皮疹が出現し、その後急速にショックに陥っている。

3) 皮疹と下痢がありアナフィラキシーショックの可能性はないわけではないが、3日前から症状があることや喘鳴、呼吸困難がないこと、皮疹が典型的な膨疹ではないことなどを総合的に考えて、敗血症の可能性が高そうに思われる。

4) タンポン使用歴と皮疹もあるため、併せて毒素性ショック症候群（toxic shock syndrome；TSS）は鑑別に挙げる。

想起した仮説に沿って評価

各種培養を採取の上、抗菌薬（バンコマイシン、セフトリアキソン、クリンダマイシン）を投与開始したところ、解熱、血圧安定、紅斑が消失し順調に回復した。血液培養は2セット陰性であったが、膣分泌物と尿の培養から、黄色ブドウ球菌（MSSA）が検出された。2週間後に紅斑の部位の落屑と指尖の皮膚剝離が出現した。

毒素性ショック症候群診断基準（**表11**）[9]の1～4を満たし、疑診とした。

最終診断

MSSAによる毒素性ショック症候群、疑診。

表11　毒素性ショック症候群の診断基準

1. 発熱：39℃以上
2. 低血圧：収縮期血圧90mmHg以下
3. 皮疹：紅斑
4. 皮膚剥脱，落屑：1〜2週間後に出現
5. 多臓器障害：以下の臓器のうち少なくとも3箇所
   - 消化管（嘔吐，下痢）
   - 筋肉（筋肉痛，CK上昇：正常の2倍以上）
   - 粘膜（腟／結膜／咽頭）の充血
   - 腎機能障害（BUN，クレアチニン：正常の2倍以上）
   - 肝臓／肝炎（ビリルビン，AST・ALT：正常の2倍以上）
   - 血液（血小板：10万／μL以下）
   - 中枢神経系（見当識障害または意識障害）
6. 陰性所見：必須ではない
   - 血液培養，髄液培養：血培は黄色ブドウ球菌が陽性のことあり
   - 麻疹，レプトスピラ症，リケッチア症の血清学的検査

（文献9より作成）

(5) 鑑別仮説の候補を多くしすぎない

　筆者らは他著で，鑑別診断の候補が多すぎる鑑別カードは実用の役に立たない死にカードであるということを述べた。この症例で発熱に注目して鑑別診断を想起しようとしても仮説の対象が多すぎる死にカードになる。ある症候をカードの見出しにすると鑑別仮説の数が多くなりすぎる場合には，他に症例が持っている特徴を＋αとして，仮説の数を絞っていく考え方が有用である。**症例4**では皮疹を伴っているが，「発熱」＋「皮疹」（fever and rash）としてもまだ多く，さらに随伴所見で限定した「発熱」＋「皮疹」＋「皮膚剥離」と3項目くらいの見出しにしてやっと実用的な数になる（**表12**）。

　次に視点を変えて皮膚科的症候を中心に考えると，全身性皮疹ではやはり広すぎで，「全身性紅斑」でちょうどよいくらいだろう（**表13**）。さらに時間経過（time course）を入れた視点で鑑別診断を考えると，「昨日元気で今日ショック」という見出しのカードも有名で，ネットで検索するとよくヒットする（**表14**）。

　いずれの鑑別診断のカードにも毒素性ショック症候群は顔を出すので想起からもれる恐れが少なく，likelyな疑わしい仮説として認識することが

表12　「発熱」＋「皮疹」＋「皮膚剥離」の鑑別診断カード

- 薬剤過敏
- GVHD
- 川崎病
- 麻疹
- ロッキー山紅斑熱
- 猩紅熱
- ブドウ球菌性熱傷様皮膚症候群（Staphylococcal scalded skin syndrome）
- Stevens-Johnson症候群
- 中毒性表皮壊死症（toxic epidermal necrolysis；TEN）
- 毒素性ショック症候群（toxic shock syndrome；TSS）
- 急性汎発性膿疱性乾癬

表13　全身性紅斑の鑑別診断カード

- 多形紅斑，Stevens-Johnson症候群，TEN
- 薬疹
- Sweet症候群
- アナフィラキシーショック
- TSS
- DIHS（drug-induced hypersensitivity syndrome）
- 麻疹，風疹
- 紅皮症

表14　「昨日元気で今日ショック」の鑑別診断カード（敗血症性）

- TSS
- 髄膜炎菌敗血症
- 感染性心内膜炎
- リケッチア感染症
- 肝硬変患者の*Vibrio vulnificus*
- 脾機能低下，無脾症の劇症感染症
- 劇症型*Clostridium perfringens*（ガス壊疽菌）感染症

できる。このように，「A」の症候のカードが大きすぎて死にカードになる場合，「A」＋αという別の要素を組み合わせて限定すると数が少ない生きカードになる。これはSQの考え方と同じである。また，同じ症候でも異なる視点から見た複数のカードを発想できるか，または持っているのは鑑別仮説を想起するために大事である。

②弱点「複数の診断仮説に対応しにくい」への対策
―― 複数の診断仮説を絞り込んでいく方法

各々の鑑別診断の仮説を吟味して，1つずつ候補を消していき残った仮説を確定診断にもっていくアプローチをとると非常に大きな労力を要し，時間もかかる。なんとか複数の診断仮説を手早くふるいにかけて絞り込んでいく方法を習得しないと，現場で使える診断推論にならない。このふるい落としはstep IIの検証プロセスともオーバーラップするが，経験を積んだ臨床医は，感覚的に（つまりシステム1の助けを借りながら）かつ少しゆるめに行っている。今風の表現にすると，「A病っぽい・ぽくない」のような感覚である。必要と感じられれば，いったんふるい落とした仮説をstep IIで復活させて再吟味することも行われる。

有用なふるい落としの方法をあえて言語化して表現すると以下の2つがある。

> (1) ゲシュタルト（全体像）が一致しない仮説をふるい落とす
> (2) high yieldな情報を利用する

（1）ゲシュタルト（全体像）が一致しない仮説をふるい落とす

症例の疾患ゲシュタルト（全体像）が，「鑑別候補の疾患らしいのか／らしくないのか」を判断して，らしくない鑑別診断の候補をふるい落としていく。このプロセスではゲシュタルトの言語化された骨格（≒SQ）を利用する。SQを患者のゲシュタルトに当てはめてみて，合致するかどうかで大まかに判断するイメージである。SQが当てはまりそうなlikelyな仮説は残し（確定方向），SQが当てはまりにくいものはunlikelyな仮説としてふるい落とす（除外方向）。ただし，SQが全部そろわない非典型的な症例もあるため（3章2 ☞ p49〜参照），この段階でふるい落としすぎてピットフォールにはまらないように注意は必要である。

症例2では，アナフィラキシーショックは明らかにゲシュタルトが一致せず否定的，急性喉頭蓋炎はたぶん違うだろうという程度の可能性，溶連菌性

咽頭炎，伝染性単核球症（EBV），溶連菌性咽頭炎は可能性あり，扁桃周囲膿瘍／後咽頭膿瘍はSQがよく一致するので積極的に疑う．

(2) high yieldな情報を利用する

high yieldとは，診断に寄与するところが大という意味である．high yieldには複数の意味合いがあり，①対象となる鑑別診断が少なく鑑別が絞られる情報，②診断の性能が良く，それを得ることで疑った診断仮説の可能性が確定方向または除外方向に大きく動かせる情報のことである（**表15**）．さらに，それがあると重点的に吟味すべきcriticalな疾患が多い場合もhigh yieldである．

①の鑑別診断の対象が少ない情報は，直接，診断仮説の候補を絞り込むのに利用できる．②の診断特性が良い情報は，ある程度，候補が絞られた段階で対象となる疾患を限定して利用するのが一般的であるが，非常に診断特性が良い情報はふるい落とし，絞り込みにも使える．

high yieldな情報を使いこなすためには，普段から何がhigh yieldな情報なのかアンテナを高くして知識を持っていること，感度・特異度，尤度比などの診断特性の指標を理解して情報収集ができることが必要である．

(3) 症例2に ⓐ，ⓑ を適用する

… ⓐ 鑑別診断が少なく鑑別が絞られる情報は？

前頸部の圧痛は，high yieldな情報である．「咽頭痛」＋「前頸部圧痛」があれば，鑑別の対象とすべきなのは**表16**の疾患となり比較的少数である．criticalな（＝重点的に吟味すべき）killer sore throatの疾患が含まれる

表15　high yieldな情報

①対象となる鑑別診断が少ない
②診断特性が優れる
　（感度・特異度，尤度比が良い）

表16　前頸部圧痛の鑑別診断カード

- ■ 甲状腺疾患
  - ・亜急性甲状腺炎
  - ・橋本病有痛性増悪
  - ・化膿性甲状腺炎
- ■ 口腔底蜂窩織炎
- ■ 深頸部感染症（扁桃周囲膿瘍，咽後膿瘍）
- ■ 急性喉頭蓋炎

という意味でもyieldが高い。

… ⓑ伝染性単核球症を疑った場合にhigh yieldな情報は？

SnNoutな感度が高いもの，尤度比の値が0に近いものは，除外方向に役立つ情報で，SpPinな特異度が高いもの，尤度比の値が大きいものは確定方向に役立つ情報である（コラム5 ☞p112参照）。

表17[10]に示すように，症状にはあまりhigh yieldな情報はない。身体所見では，口蓋点状出血，後頸部リンパ節腫脹，脾腫などが，血液検査では，異型リンパ球が確定方向に役立つ情報である。逆に，感度が高くこれがあれば除外方向にもっていけるというものは少ないが，どこにもリンパ節腫脹がなければ感度91%で，伝染性単核球症の可能性はそこそこ低くなると言える。high yieldな情報を知ることで，何があれば除外，確定にもっていけるかがわかる。

表17 伝染性単核球症に対する症状，身体所見，検査の診断特性

		感度	特異度	陽性尤度比	陰性尤度比
症状	頭痛	0.66 (0.39〜0.86)	0.27〜0.55	1.1〜1.3	0.63〜0.73
	食欲不振	0.47〜0.74	0.97〜1.3	0.97〜1.3	0.83〜1.1
	倦怠感	0.83 (0.73〜0.89)	0.08〜0.23	0.93〜1.2	0.29〜1.8
	咽頭痛	0.81 (0.74〜0.86)	0.06〜0.27	1.0〜1.1	0.51〜0.62
身体所見	口蓋点状出血	0.25〜0.27	0.95 (0.93〜0.97)	5.3 (2.1〜13)	1.0 (0.57〜1.0)
	後頸部リンパ節腫脹	0.64 (0.40〜0.83)	0.87 (0.84〜0.89)	3.1 (1.6〜5.9)	0.69 (0.46〜1.0)
	リンパ節腫脹（どの部位でも）	0.91 (0.70〜0.97)	0.25〜0.58	1.2〜2.1	0.23〜0.44
	脾腫	0.26 (0.11〜0.49)	0.71〜0.99	1.9〜6.6	0.65〜0.94
検査	異型リンパ球（20%以上）	0.56 (0.49〜0.64)	0.98 (0.94〜0.99)	26 (9.6〜68)	0.45 (0.38〜0.53)

（文献10より作成）

step Ⅱに関連する弱点と対策

- 弱点「事前確率の評価が難しい」
- 弱点「診断情報が不明なことが多い」

　上記の弱点は，step Ⅱの鑑別候補疾患の吟味に関連する問題である。まず，事前確率の評価・推定が難しい，あるいは，他人の評価と一致しないという声はよく聞く。まず，事前確率の見積もりは一致しなければならない理由はない，という原理的な問題がある（コラム6 ☞ p138～参照）。さらに現実的な状況として，利用できる疫学データが不十分か，または存在しない病気のほうが多いことが挙げられる。同様に，病歴，身体所見，検査の診断精度研究も少なく診断性能のデータも整備されているとは言いがたい。

　最近では，よくまとめられた成書があり，いろいろな疾患について参考にできるが[11)～13)]，**症例1**のように外国人のデータはあってもそれが日本人である自分の患者にぴったり当てはまる保証はない。また，基準とする研究が異なれば細かいデータは当然変わってくるし，研究の測定の際のバラツキもあって報告される数値にはかなりの幅があることが多い。さらに，検査後確率を計算した結果，確率が90％と95％との違いを臨床的に意味のある違いとして区別するのは可能だろうか，という問題がある。

　基本となるデータの数字が少なからずあいまいである上に，計算して得られた検査後確率の細かい差を実感するのも難しいとなれば，そもそも計算して細かい数字を算出することに意味があるかという疑問も生じる。

　この弱点に実用的に対処するには，数字にこだわって何％と計算するのではなく，確率は「高」「中」「低」の3段階くらい，診断性能については「良い」「悪い」の2段階くらいにわけて，半定量的なとらえ方をすることを勧める。細かい数値にはこだわらず，それよりも患者が**図3**（☞ p84参照）の3つのブロックのどの辺りにいて，情報を得た結果どれくらい確率が動くかというイメージを持つほうが臨床に応用する分には大事である。

さらに推論をみがく

①病態生理的知識，解剖学的知識による因果関係の推論

これは，仮説演繹法以外の推論様式を利用して推論を補強する方法である。現在の診断推論の中心をなしているのは仮説演繹法であるが，これとは少し異なって，臨床医は昔から病態生理学的，解剖学的知識を利用して因果関係を推論することを行ってきた。むしろ，仮説演繹法が登場するまではこの因果関係による推論が主流であったと言える。古典的な神経疾患の診断推論は，この推論様式の代表である。

―― 神経学的局在診断

神経学的診断は以下の順番で行われる。(1)，(2)で疑わしい疾患の仮説ができるので，(3)は仮説演繹的なプロセスになる。

(1) 局在診断（解剖学的な病変部位の決定）

患者の訴えと神経学的診察所見から病変部位を決定する。

(2) 病因診断（病態生理）

発症様式によって病因を推定する。（突然発症で完成する≒脳血管障害，急性発症≒感染症，慢性発症で進行性≒変性疾患など）

(3) 臨床的診断

病変部位，病因に好発年齢，人種など疫学的データを加味して疾患を決定する。

神経学的診断ではこの推論様式が確立されているが，神経疾患以外の領域でも，たとえば痛みの部位から罹患臓器を推定し，次に画像診断を行って診断をつめていくことは臨床医が普通に行っている推論のプロセスである。

症例2を病態生理的知識，解剖学的に推論すると，

- 咽頭痛，開口障害
  ➡ 咽頭〜喉頭〜頸部軟部組織の解剖学的部位の病変が疑われる。
- 発症様式
  ➡ 急性に抜歯後から始まっている。
- 発熱
  ➡ 感染症は最もcommonな発熱の原因であり，かつ急性発症の発熱なので一番に疑われる。

　この推論から，抜歯に関連して起こった口腔，咽頭，頸部周辺の感染症ではないかと因果関係を推定できる。内科医にとってなじみのない領域であるため，ピンポイントで鑑別疾患名を想起するのが難しいかもしれないが，膿瘍や蜂窩織炎（軟部組織の感染）など形態異常の存在は十分予想されるので，CTなどで確認するのが次の一手になる。

―― 局在病変からの病因推定
　このように，局在診断から病因を推定していくのは神経学的診断法以外にも構造的形態異常が出現する疾患の診断にはよく使われる。
　推理小説になぞらえて言えば，仮説演繹法は，最初に犯人を想定するが，この推論様式は必ずしも犯人を想定せずに，得られた情報から演繹的に犯人をつめていくところが異なっている。
　ただし，演繹でつないでいく推論には，「（情報から得た）前提が間違っていると，それ以降の推論が意味をなさなくなる」という弱点があり，どこかの段階で間違った前提を使ってしまうと思わぬ落とし穴に陥ることがある。そのため，神経以外の領域では，この様式のみで推論することよりも，形成した仮説に対する検証に用いられるほうが多い。
　病態生理的な視点から見ると，診断仮説から病態生理的な因果関係が予想されること（合併症など）が存在するか，新たに出現してくれば，仮説が正しい可能性が高くなる。また，病気になったときの身体機能の変化，発症のメカニズムを考えるので，患者の現在の状況から今後どんなことが起こるのかが，推定しやすくなるというメリットもある。

> 症例 **5**
>
> 「発熱」＋「心雑音」があり，他に明らかな感染巣が見つからないため，感染性心内膜炎を疑っている（診断仮説）が，血液培養，心エコーとも陰性で診断がつかないでいる。

- 脳MRIで，多発微小脳梗塞の所見を認める ⬅ 感染性心内膜炎の疣贅からの微小塞栓
- 経過中に化膿性関節炎が出現した ⬅ 検査上は，血液培養陰性だが菌血症から娘病変を形成

いずれも感染性心内膜炎があると病態生理学的に全体の因果関係をうまく説明できるため傍証となる所見である。感染性心内膜炎の仮説の可能性が高くなる。

特に複雑な症例の場合には，全体をうまく説明できる仮説は正しい診断である可能性が高いため，この考え方は非常に有用である。

②ベテランの診断推論とシステム1

ベテラン臨床医の診断推論は，診断仮説の想起の段階でも，その検証の段階でもシステム1（直感）を巧みに応用している。そのため，なぜ，数多くありそうな鑑別仮説の中からその候補を選んで想起したのか，見ていてもわからない。そもそもシステム1はゲシュタルトが似ているものしか挙げてこないので，数多くの鑑別疾患を常に考えているわけでもない。鑑別診断を絞る段階でもゲシュタルトを把握し，「何となくこれらしい，あれらしくない」という感覚レベルで判断しながら，直感が大きく関わりながら取捨選択が行われている。

それがうまくできない初心者の鑑別リストは膨大になりがちで，その後の絞り込みに苦労し，オーダーすべき検査も多くなってしまう。初心者に

はまねができないかもしれないが，システム2（推論）を使ってゲシュタルトをつかみ（3章3 ☞ p67〜参照），確定診断した症例から病像を学んでゲシュタルトを成長させること（3章1 ☞ p34〜参照）を重ねることで，しだいにシステム1（直感）がよく働くようになるだろう。システム2を使ってあれこれ考えるのは，面倒くさいかもしれないが，システム2はシステム1の教師になるのである。

まとめ

→ 推論は，step Ⅰ：診断仮説の形成，step Ⅱ：診断仮説の検証，の二段階の思考作業である。

→ 推論の思考プロセスには，以下の弱点または，実践に際して困難を覚える事項がある。
- step Ⅰに関連する弱点
   ① 鑑別診断候補の想起が難しい
   ② 複数の診断仮説に対応しにくい
- step Ⅱに関連する弱点
   ③ 事前確率の評価が難しい
   ④ 診断情報（病歴，身体所見，検査）の性能，いわゆるdiagnostic test accuracyが不明なことが多い

→ これらのうち，①②のstep Ⅰに関連する弱点への対策として以下がある。
- 鑑別診断想起のコツ
   1. 系統的に想起する
   2. critical vs commonの視点で想起する
   3. 確定診断と除外診断の候補を意識する
   4. いろいろな切り口の鑑別診断カードを持つ
- 複数の診断仮説を絞り込むコツ
   1. ゲシュタルト（全体像）が一致しない仮説をふるい落とす
   2. high yieldな情報を利用する

➡ ③④のstep Ⅱに関連する弱点への対策には，数字にこだわらず半定量的なとらえ方をすることがある。

■ 文 献

1) Diamond GA, et al：Analysis of probability as an aid in the clinical diagnosis of coronary-artery disease. N Engl J Med. 1979；300(24)：1350-8.
2) Diamond GA：A clinically relevant classification of chest discomfort. J Am Coll Cardiol. 1983；1(2 Pt 1)：574-5.
3) 上田剛士：ジェネラリストのための内科診断リファレンス―エビデンスに基づく究極の診断学をめざして．酒見英太，監．医学書院，2014, px.
4) 野口善令, 編著：今日読んで明日からできる診断推論．日本医事新報社，2015．
5) 野口善令, 編：ヒラメキ！ 診断推論．南江堂，2016．
6) 名古屋掖済会病院救急科：改訂 ERの哲人―医学部では教えない救外の知恵．第2版．岩田充永，編．シーピーアール，2018．
7) 松村理司, 監：診療エッセンシャルズ―症状をみる危険なサインをよむ．新訂第2版．酒見英太, 編．日経メディカル開発，2018．
8) 野口善令：あなたも名医！ 不明熱, 攻略！ 日本医事新報社，2015, p14．
9) CDC：Toxic Shock Syndrome (Other Than Streptococcal) (TSS) 2011 Case Definition. [https://wwwn.cdc.gov/nndss/conditions/toxic-shock-syndrome-other-than-streptococcal/case-definition/2011/]
10) Ebell MH, et al：Does This Patient Have Infectious Mononucleosis?：The Rational Clinical Examination Systematic Review. JAMA. 2016；315(14)：1502-9.
11) McGee S：マクギーの身体診断学．改訂第2版．柴田寿彦, 他訳．診断と治療社，2014．
12) Simel DL, 他：論理的診察の技術―エビデンスに基づく診断のノウハウ JAMA版．竹本 毅, 訳．日経BP社，2010．
13) 上田剛士：ジェネラリストのための内科診断リファレンス―エビデンスに基づく究極の診断学をめざして．酒見英太, 監．医学書院，2014．

column 5 　診断特性

　診断推論における「診断仮説の検証」のステージでは，診断情報（病歴，リスク，身体所見，検査，画像など）を利用して診断仮説の確率（事前確率）を上げ下げしていって，事後確率が治療の閾値または検査の閾値を超えれば，最終的な診断に到達する（2章1図5 ☞ p13，4章1図3 ☞ p84参照）。

診断情報の性能の表し方

　診断情報には性能があり，その性能を表す指標をdiagnostic test accuracyと言うが，日本語には決まった訳がなく，「診断精度」あるいは「診断特性」，検査の場合は「検査特性」などと呼ぶ。
　この診断特性の一番わかりやすい解釈は，疾患の確率を動かす力の大きさのようなイメージでとらえることである（図1）。

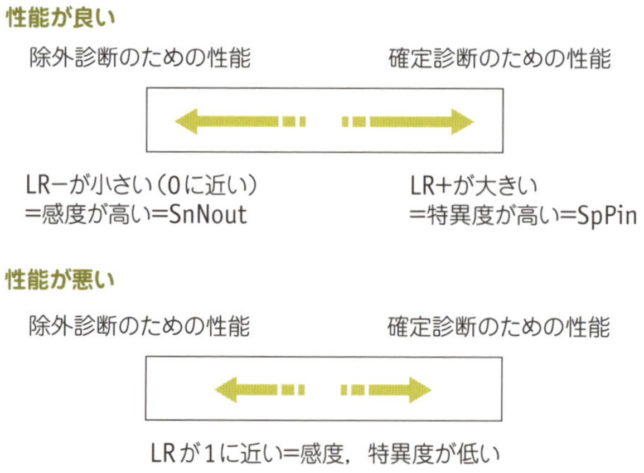

性能が良い

除外診断のための性能　　　　　　　確定診断のための性能

LR−が小さい（0に近い）　　　　　LR+が大きい
＝感度が高い＝SnNout　　　　　　＝特異度が高い＝SpPin

性能が悪い

除外診断のための性能　　　　　　　確定診断のための性能

LRが1に近い＝感度，特異度が低い

図1　診断の性能

column

　除外診断のための性能は「検査が陰性のときに，患者が疾患を持つ確率をマイナスの方向に動かすベクトルの大きさ」，確定診断のための性能は「検査が陽性のときに，患者が疾患を持つ確率をプラスの方向に動かすベクトルの大きさ」と表現することができる。つまり，性能の良い情報とは，事前確率を大きく動かすことができるが，性能の悪い診断情報はそれを得ても確率の動きが小さいか，ほとんど動かすことができない「ノイズ情報」である。

　医学生に病歴聴取をさせると，①「この症状は初めて経験する症状ですか？」と，②「周りに同じような症状の人はいますか？」の2つが，定番として最初に出てくる質問になる。OSCE（客観的臨床能力試験）への試験対策で，これらを聞くことになっているのが理由のようである。だが，診断のための情報収集として考えると，頭痛を主訴とする患者には①は意味のある情報だが，②はナンセンスなノイズ情報でしかない。一方，発熱患者では逆になる。同じ質問でも，疑う疾患によって診断特性は変わってくる。診断のための情報収集は，診断仮説を想定した上で聴取することが重要になる。

ノイズ情報にならない病歴聴取を
① 「この症状は初めて経験する症状ですか？」
- 「今までに経験したことのないような突然の激しい頭痛」は，くも膜下出血の特徴である。英語でも「the worst headache of my life」と表現される。
- 発熱の訴えに対しては，今回の発熱が人生初めてかという問いはナンセンスである。

② 「周りに同じような症状の人はいますか？」
- sick contact，すなわち発熱していた人や似たような症状の人が周囲にいれば，感染症の可能性が高くなる。
- 頭痛の場合，原因疾患の多くは非感染性疾患であるので，診断的意義の低い情報である。例外として髄膜炎（特に髄膜炎菌性髄膜炎）などの感染症を疑っている際には意味を持つことがある。

診断特性の表し方

　診断特性の指標には，感度／特異度または陽性尤度比／陰性尤度比がよく用いられる。

　これらは，情報の性能を数値化したものである。

　感度，特異度について知っておくべきことは，「SnNout」と「SpPin」の2つである。SnNoutとはsensitivity negative rule outの略で「感度が高い検査が陰性なら除外できる」，つまり検査後確率が低いほうへ大きく動くことを意味する。SpPinはspecificity positive rule inの略で「特異度が高い検査が陽性なら確定できる」，つまり検査後確率が高いほうへ大きく動くことを意味する。

　尤度比はもっと直接的に数字がベクトルの大きさを表している。尤度比の値が0に近い検査は，患者が疾患を持つ確率をマイナスの方向に動かす力が大きい検査で，尤度比の値が大きい検査は，患者が疾患を持つ確率をプラスの方向に動かす力が大きい検査である。

　これが理解できていれば確定診断したいとき，除外診断したいとき，どんな診断情報を選んで使用すればよいかがわかる（**図1**）。

2×2表の読み方と診断情報

　診断情報の特性は，2×2表に基本的な情報が集約されている（**コラム3 表2** ☞ p61参照）。2×2表では，検査の陽性・陰性と疾患のあり・なしから，「真陽性」「偽陽性」「偽陰性」「真陰性」の4通りの組み合わせができる。ここでカットオフとは，診断情報（検査）の「陽性・陰性」または「正常・異常」の境目になる値のことで，ゴールドスタンダードとは「疾患あり・なし」の定義のことである。

── 2×2表を縦に読む

　2×2表の縦と横の組み合わせから，表を縦に読むと主として診断の性能（診断特性）に関連する情報が得られる（**図2**）。

column

		疾患	
		あり D+	なし D−
検査	陽性 T+	真陽性 TP	偽陽性 FP
	陰性 T−	偽陰性 FN	真陰性 TN

↓感度　　↓特異度

- 感度（sensitivity；真陽性率）
  疾患を持つ者において検査が陽性に出る確率＝真陽性／（真陽性＋偽陰性）
- 特異度（specificity；真陰性率）
  疾患がない者において検査が陰性に出る確率＝真陰性／（偽陽性＋真陰性）

図2　2×2表を縦に読む（感度／特異度）

── 2×2表を横に読む

　2×2表を横に読むと，主に事前・事後確率に関連する情報が得られる（図3）。事後確率は，「ベイズの定理（公式）」を使って事前確率を変数，感度／特異度を定数とした関数で表される（表1）。

　この事前確率と感度，特異度を使って表した式は，何を意味しているか直感的にはつかみにくい。これをオッズと尤度比を使って書き直すと，事後オッズは事前オッズと尤度比の積で決定されるので，いかにも関数というイメージになる（表1-式③）。計算も楽になるし，診断情報の尤度比を連続的に掛け合わせていくことで最終的な事後確率に到達できる（表1-式④）。

── 尤度比とは

　より深く知りたい人のために尤度比の定義を示しておく。

　陽性尤度比は2×2表をまず縦に読んで，「真陽性率」「偽陽性率」を計算しておいて，次に2×2表の上段を横に読んで「真陽性率」と「偽陽性率」の比をとる。陽性尤度比を言葉で表現すると，「疾患のある人は，ない人に比べて何倍くらい検査結果が陽性になりやすいか」「検査陽性のときにどのくらい疾患が存在するか」のオッズの意味になる（図4）。

　一方，陰性尤度比は2×2表をまず縦に読んで，「偽陰性率」「真陰性率」

		疾患	
		あり D+	なし D−
検査	陽性T+	真陽性TP	偽陰性FP
	陰性T−	偽陰性FN	真陰性TN

→ 陽性予測値（PPV）
→ 陰性予測値（NPV）

- 陽性予測値または，陽性適中率（positive predictive value；PPV）検査が陽性となった者の中で，実際に疾患を有する者の割合
  PPV＝真陽性／（真陽性＋偽陽性）

- 陰性予測値または，陰性適中率（negative predictive value；NPV）検査が陰性となった者の中で，実際に疾患を有さない者の割合
  NPV＝真陰性／（偽陰性＋真陰性）

図3 2×2表を横に読む〔事後（検査後）確率〕

表1 ベイズの定理と事後オッズ

式①
$$P(D+|T+) = \frac{P(D+)P(T+|D+)}{P(D+)P(T-|D+)+P(D-)P(T-|D-)} = \frac{TP}{(TP+FP)}$$
$$= \frac{有病率 \times 感度}{有病率 \times 感度 + (1-有病率) \times (1-特異度)}$$

式②
$$P(D-|T-) = \frac{P(D-)P(T-|D-)}{P(D+)P(T-|D+)+P(D-)P(T-|D-)} = \frac{TN}{(FN+TN)}$$
$$= \frac{(1-有病率) \times 特異度}{有病率 \times (1-特異度)FNR + (1-有病率) \times 特異度}$$

式③　事後オッズ＝事前オッズ×尤度比

式④　事後オッズ＝事前オッズ×尤度比（病歴）×尤度比（身体所見）×尤度比（検査）

を計算しておいて，次に下段を横に読んで「偽陰性率」と「真陰性率」の比をとる。「疾患のある人は，ない人に比べて何倍くらい検査結果が陰性になりやすいか」「検査陰性のときにどのくらい疾患が存在するか」のオッズである（図5）。

column

		疾患	
		あり D+	なし D−
検査	陽性T+	真陽性TP	偽陰性FP
	陰性T−	偽陰性FN	真陰性TN

$$LR+ = \frac{\text{probability of test positive in diseased persons}}{\text{probability of test positive in nondiseased persons}}$$

$$= \frac{P(T+|D+)}{P(T+|D-)} = \frac{TP/(TP+FN)}{FP/(FP+TN)} = \frac{TPR}{FPR} = \frac{\text{sensitivity}}{1-\text{specificity}}$$

疾患のある人はない人に比べて何倍くらい検査結果が陽性になりやすいかを示す

図4 陽性尤度比（LR+）

		疾患	
		あり D+	なし D−
検査	陽性T+	真陽性TP	偽陰性FP
	陰性T−	偽陰性FN	真陰性TN

$$LR- = \frac{\text{probability of test negative in diseased persons}}{\text{probability of test negative in nondiseased persons}}$$

$$= \frac{P(T-|D+)}{P(T-|D-)} = \frac{FN/(TP+FN)}{TN/(FP+TN)} = \frac{FNR}{TNR} = \frac{1-\text{sensitivity}}{\text{specificity}}$$

疾患のある人はない人に比べて何倍くらい検査結果が陰性になりやすいかを示す

図5 陰性尤度比（LR−）

診断仮説検証のイメージ

　診断特性を実際に臨床に応用する場合，数値，数式を覚えて計算する必要はほとんどない．それよりも繰り返し強調したいのは，以下を理解してイメージを持つことである．

①臨床医が知りたい診断特性は，2方向の性能からなる

除外診断の性能は「感度」「陽性尤度比（LR＋）」で，確定診断の性能は「特異度」「陰性尤度比（LR－）」で表される（図6）。

②診断推論の3つの領域と臨床行動，診断のゴール

疑った疾患が存在する確率が「高い」「中くらい」「低い」によって，3つの区分に分類する（図7）。

- 「高い」領域：疑った疾患が存在する確率が十分高いので，それに対する治療を行う（確定診断；rule in）。
- 「中くらい」の領域：確率が中くらいなので，さらに情報を集める。すなわち，追加の病歴や身体所見をとる，検査するなどの臨床行動をとる。
- 「低い」領域：疑った疾患が存在する確率は低いので，その診断仮説は

診断特性の指標は2方向からなる
①除外診断の特性
　・感度，陰性尤度比（LR－）
②確定診断の特性
　・特異度，陽性尤度比（LR＋）

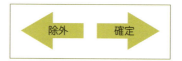

図6　除外／確定診断の特性

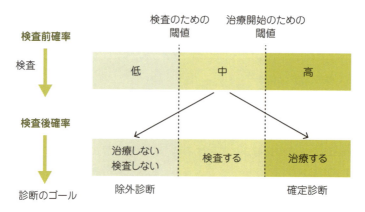

図7　推論による診断のゴール―除外診断と確定診断

捨て去り，もはやこれ以上追求することはしない。もちろん治療もしない（除外診断；rule out）。

　最終的な診断のゴールは確定診断，除外診断のどちらかである。
　3つの区分の境界は，これらの臨床行動の分かれ目になるライン（確率）である。つまり，疾患の存在する確率によって区分された3つの領域は，それぞれ①治療する，②診断する（治療しない），③診断しない（治療もしない）の臨床行動に対応する。これらの領域の境界の確率を「臨床行動の閾値」と呼ぶ。

まとめ

➡ 診断情報の性能を表す指標を診断特性，検査の場合は特に検査特性と呼ぶ。

➡ 診断特性の指標には，感度／特異度または陽性尤度比／陰性尤度比がよく用いられる。

➡ 感度が高い検査が陰性なら除外できる（SnNout）。
　特異度が高い検査が陽性なら確定できる（SpPin）。
　除外診断の性能は，感度，陽性尤度比（LR＋）で，確定診断の性能は特異度，陰性尤度比（LR－）で表される。

4章　推論をみがく

2 複雑症例の攻略

診断における単純症例 vs 複雑症例

　複雑な症例は，診断が難しいと感じられるだろう．逆に，単純な症例は直感的に診断できることが多く診断が簡単だと感じられるかもしれない．診断における単純，複雑とは何を意味しているのだろうか．

①単純症例
　単一の臓器（系）に症状，所見などが集中している場合は，異常を構成する要素が少なく，かつ他の要素が混入していないという意味で単純な症例と言える．

症例 1	20歳，女性
主訴	発熱，咳
現病歴	約1週間前から，持続する38〜39℃の発熱と乾性咳が持続している．吸気，咳に伴い刺すような左前胸部痛が出現する．
身体所見	胸部：肺音，心音に異常認めず．

　「突然発症の」「鋭い」「深呼吸」「咳」「くしゃみ」などで誘発・増悪される胸痛は「胸膜痛」と呼ばれ，胸膜に関係する病変の存在を示唆する．発熱に加えて，咳と胸膜痛が認められ，病態生理学的に問題が起こっている臓器

は，肺，胸膜に存在することが予想される。胸部X線写真をとってみると，予想通り，左肺に浸潤影が認められ，市中肺炎の診断がついた。

このような単純な症例では，少し経験を積めば，ほぼ直感的にストレートに診断にたどりつけるようになる。診断のためにあえてproblem listをつくらなくても診断できるだろう。

②複雑症例

対照的に，症状，所見が多臓器・多系統にわたって多数出現している場合は要素が多く，その関係が入り組んでいて，簡単に理解・解読できないため，複雑な症例と言える。

症例 2	60歳，男性
主訴	下肢の皮疹
現病歴	約1カ月前から，労作時息切れが出現した。10日前から，38℃台の発熱が出没し，下腿の皮疹が出現した。5日前，息切れの増悪を訴えて他院を受診した。その際に貧血を指摘され，胃内視鏡を施行されたが，明らかな出血源は認められなかった。この頃から，視野の左側が見えにくくなった。受診当日，下腿の皮疹が増悪し，呼吸困難も改善しないため，当院受診。
既往歴	10年前，B型肝炎。約半年前に化膿性椎間板炎で入院治療した。以後，腰痛が持続している。入院中，出血性胃潰瘍を合併し輸血した。
薬物	NSAIDs，オメプラゾール
生活歴	喫煙：30本／日×15〜60歳（現在は5本／日），飲酒：59歳まで日本酒4〜5合／日，その後禁酒
身体所見	BP：125／86mmHg，HR：92，RR：15，SpO$_2$：96％（RA），BT：36.5℃，意識清明，頭頸部：眼瞼結膜，蒼白貧血様，胸部；肺音：両肺背側にcoarse crackleを聴取，心音；心尖部に3／6の収縮期雑音，腹部：平坦，軟，圧痛なし，下肢：浮腫なし，皮膚：両側下腿の前面に多数の5〜10mm大の紫斑あり（図1），神経：神経学的異常なし，対面視野検査法では視野欠損を認めず。

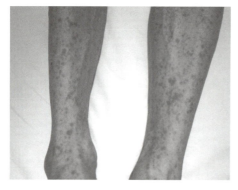

図1 症例2の下肢の紫斑
（p25の図3を再掲）

表1 症例2のproblem list

＃1	発熱	＃7	NSAIDs内服中
＃2	呼吸困難	＃8	オメプラゾール内服中
＃3	視野障害？	＃9	貧血
＃4	B型肝炎既往	＃10	収縮期心雑音
＃5	化膿性関節炎既往／腰痛	＃11	肺coarse crackle
＃6	出血性胃潰瘍既往	＃12	皮疹（点状出血または紫斑）

　症例2のproblem listを表1に挙げる。発症からの時間経過は約1カ月とそれほど長くはないが、非常に所見が多彩で多くの臓器に及んでいる。このように多系統、多臓器にわたる多くのプロブレムが乱立するような症例は複雑で、システム1によるストレートな診断では最終診断まで到達できず、システム2の推論が必要になる。

problem listの攻略法

　膨大なproblem listへのアプローチには表2のようなものがある。

①個々のプロブレムから鑑別診断を展開する

　1つひとつのプロブレムから鑑別診断を想起し、鑑別疾患が重なるものを拾い上げて検討していくやり方である。図2のようなイメージになる。

表2　problem listの攻略法

1. 個々のプロブレムから鑑別診断を展開する
2. high yieldなプロブレムから攻める
3. プロブレムをくくる（グループ化）
4. 直感的に認識する

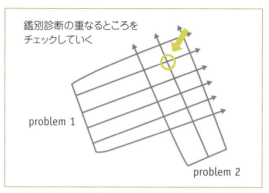

図2　個々のプロブレムから鑑別診断を展開

プロブレムの数が少なければよいが，多い場合には非常に時間がかかり，思考のエネルギーを要求されるので，臨床の現場で複雑な症例に使うには実用的でない．鑑別診断を想起する練習として医学生の問題解決型学習 (problem based learning；PBL) には勧められるかもしれない．

②high yieldなプロブレムから攻める

ここで言うhigh yieldとは，鑑別診断の数が少なく検討する鑑別仮説も少なくてすむプロブレムである．high yieldなプロブレムを突破口にして推論を進めると効率が良いが（**図3**），high yieldなプロブレムがいつもあるとは限らない．

症例2のproblem list（**表1**）の中で，紫斑は比較的high yieldであるが，それでも主な鑑別診断の候補は多く（**表3**），それほど絞り込めたとも言えない．発熱はきわめて鑑別診断の数が多いので，これに注目して鑑別診断を考えていこうとするのが困難かつlow yieldなプロブレムである．

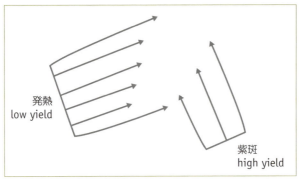

図3 high yieldから攻める

表3 紫斑の鑑別診断

血小板の異常 　特発性血小板減少性紫斑病 　症候性血小板減少性紫斑病 　血小板機能異常（先天性・後天性） 　本態性血小板血症 **血液凝固・線溶系異常** 　血友病A，血友病B 　von Willebrand病 　播種性血管内凝固症候群（DIC） **血管壁の破壊，機能低下** 　薬剤，化学物質，刺虫，病原微生物 　（細菌，ウイルス，真菌・リケッチア） 　マクログロブリン血症 　アミロイドーシス 　Ehlers-Danlos症候群 　老人性紫斑 　ステロイド紫斑 　機械的紫斑 　壊血病	**血管炎** 　全身性血管炎 　皮膚限局性血管炎 　クリオグロブリン血症性血管炎 **重症感染症** 　電撃性紫斑 　敗血症性血管炎 　感染性心内膜炎 **血栓・塞栓症** 　抗リン脂質抗体症候群 　コレステロール結晶塞栓症 　その他の塞栓症（心臓粘液腫，真菌・細菌塞栓）

③プロブレムをくくる（グループ化）

1つの疾患（または病態）で説明できる複数のプロブレムを探して，いろいろな臓器系に散在しているように見えるプロブレム中でくくって，グ

ループ化できるものはないか推定してみる．たとえば**表4**で，＃1 発熱，＃5 化膿性関節炎の既往，＃10 収縮期心雑音は，感染性心内膜炎から派生しているひとまとまりのグループではないかと考えてみる．

　グループ化の組み合わせは一通りではない．初心者のうちは組み合わせをいくつも考える試行錯誤が必要であるが，トレーニングを続けるうちにだんだん，これとこれはグループなのではないかと直感的にひらめくことが多くなる（コラム7 ☞ p151 参照）．

④直感的に認識する

　慣れてくると，problem listを眺めているうちに，直感的に診断がひらめくことがある．これは，たとえると星空を眺めていて，特徴的な星の並びに気づいて星座として浮かび上がってくるような感覚である．

　グループ化，または直感によって診断仮説ができたら，その診断仮説がどれくらい全体のプロブレムを説明できるか検証するのは大事である．多くのプロブレムが説明できる診断仮説は，確度の高い診断であることが多い．**表4**では感染性心内膜炎の合併症として，菌血症から娘病変として化膿性関節炎が起こることはよくある．貧血，紫斑も説明可能で，心内膜炎の疣贅が脳塞栓を起こせば視野障害も出現してよさそうである．呼吸困難は貧血でも説明できるが，感染性心内膜炎に合併する心不全のためかもしれない．

表4 プロブレムをくくる（グループ化）

＃1	発熱	＃7	NSAIDs内服中
＃2	呼吸困難	＃8	オメプラゾール内服中
＃3	視野障害？	＃9	貧血
＃4	B型肝炎既往	＃10	収縮期心雑音
＃5	化膿性関節炎既往／腰痛	＃11	肺coarse crackle
＃6	出血性胃潰瘍既往	＃12	皮疹（点状出血または紫斑）

症例2のproblem listをグループ化したもの
- ＃1＋＃5＋＃10 ➡ グループ化　感染性心内膜炎？
- ＃2，＃3，＃9，＃12は，感染性心内膜炎から派生する病態として説明可能か？

ここから先は，感染性心内膜炎の診断仮説に従って，一致する症状，身体所見が隠れていないか，検査上の異常所見がないかを探っていく。

あらためて感染性心内膜炎の所見を探すように診察すると，指のJaneway病変，爪下出血（図4），眼底のRoth斑が認められた。血液培養で*Streptococcus sanguis*が3セット陽性で，心エコーでは3～4°の僧帽弁逆流と僧帽弁前尖に1cm以上の疣贅が認められ（図5A），感染性心内膜炎の診断が確定した。感染性心内膜炎の合併症として，化膿性脊椎炎／椎間板炎，糸球体腎炎（血清クレアチニン上昇，顕微鏡的血尿，赤血球円柱，蛋白尿），右後頭葉の出血性脳梗塞（図5B）が認められた。

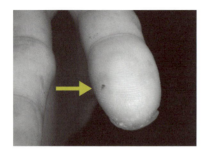

Janeway病変　　　　　　　　　爪下出血

図4 症例2のJaneway病変と爪下出血

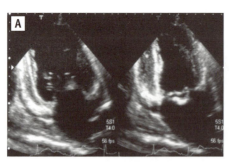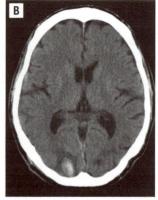

図5 症例2の僧帽弁疣贅（経胸壁心エコー，A）と右後頭葉の出血性梗塞（頭部単純CT，B）

表5 所見が多臓器・多系統にわたる代表疾患

感染症	感染性心内膜炎（血流感染） 結核（播種性結核） HIV 梅毒
悪性腫瘍	悪性リンパ腫 多発性骨髄腫 癌の多発転移
リウマチ・膠原病	血管炎症候群

　複雑な症例では，1つの疾患で多臓器・多系統に症候・所見が現れる場合と，1人の患者に複数の疾患が存在する場合がある。

　単一疾患から多系統に症候・所見が現れる疾患の代表として**表5**のようなものがある。1人の患者に複数の疾患が存在するのは高齢者に多い。一般的には，何の関連もなく2つ以上の疾患が併存していることは少なく，何らかのリスクがあって関連する疾患，病態が派生していることが多いので，なるべく全体を一元的に説明できる仮説をつくるのがコツである（4章3 ☞ p147参照）。

problem listをひもとく思考プロセス

　日本内科学会の東海支部教育セミナーで提示された症例に対し，複数のディスカッサントがproblem listをつくって鑑別診断を考えるカンファランスが行われていた。残念ながら最近は催されていないが，複雑な症例に対するproblem listのほどき方の診断思考プロセスを追うのに非常に興味のあるカンファランスであったので，ここで紹介したい。

①入院数週間前から高熱・血痰が生じた男性患者[1]

症例 3	42歳，男性
主訴	全身倦怠感
職業	18歳から消防隊，現在は主に安全管理・指示業務のみで肉体労働なし。
家族歴	特記事項なし，海外渡航歴なし，輸血歴なし，ペット飼育なし。
喫煙歴	28～30歳の間のみ20本／日
飲酒歴	機会飲酒，アレルギー：なし。
現病歴	生来健康。5年ほど前に健診で心雑音を指摘され，近医受診し先天性の心臓奇形と言われ，半年に一度定期通院するように説明されたが無症状のため放置。検査内容も不明。以前より当院にて健診を受けており，これまで異常を指摘されたことはなかった。本年6月頃より全身倦怠感を自覚し，咳もときどき出るようになった。6月下旬近医に2～3回通院し，気管支炎の診断でLVFXや総合感冒薬を処方されるが改善なし。以後肩や首まわりの重だるさがあり，当院内科に数回受診し湿布など処方されるが改善せず。8月中旬より体温を測定すると夕方39℃近くまで上昇し，朝には解熱するというパターンを繰り返していた。気分転換に温泉旅行に出かけたが，横になると息苦しさを感じ，咳き込むと一緒に血が混じるため8月下旬に当院ERを受診し入院。肺炎疑いにてCTRX，MINOを投与開始したが改善せず，翌日呼吸器内科転科。過敏性肺臓炎を疑われ気管支鏡検査が施行され，両肺より血液が引けたため肺胞出血と診断。入院時より認めた血小板減少と合わせて，精査加療目的で総合内科にコンサルト，転科となった。
既往歴	心臓弁膜症を指摘されたことがあるが詳細不明。
身体所見 （入院時）	身長：180cm，体重：85kg，BT：36.4℃，BP：104／57mmHg，HR：98・整，呼気臭：正常，皮膚：湿潤，眼瞼結膜：やや蒼白，強膜：黄染なし，表在リンパ節：触知せず，口腔内・扁桃：異常所見なし，呼吸音：背側下肺野に吸気時coarse crackle聴取，喘鳴なし，外頸静脈怒張なし，心音：過剰心音なし，心雑音：2RSBにLevine 3/6の拡張期漸減性雑音，apexにLevine 3/6の汎収縮期雑音聴取，頸部・四肢の動脈拍動左右差なく正常，四肢：浮腫・出血・静脈瘤・チアノーゼ・冷感なし，腹部：平坦・軟，腸音正常，圧痛なし，肝脾腫なし，肋骨脊椎角叩打痛なし，神経学的所見：脳神経所見異常なし，運動・感覚異常なし。

身体活動度	軽作業可，表情：正常，栄養：肥満，姿勢：正常
検査所見（入院時）	WBC：13,900/μL（WBC分画：Band 12%, Seg 75%, Lymph；8%, Eos；1%, Mono；4%, Atyp. Lymph；0%，幼弱細胞なし，巨大血小板なし，破砕赤血球なし），Hb：7.3g/dL，MCV：83.5fL，Plt：1.1×10^4/μL，TP：5.6g/dL，Alb：2.4g/dL，AST：47U/L，ALT：121U/L，ALP：165U/L，LDH：277U/L，γ-GTP：42U/L，T-Bil：1.0mg/dL，CPK：29U/L，Amy：53U/L，BUN：1.8mg/dL，Cr：0.66mg/dL，Na：134mmol/L，K：4.8mmol/L，Cl：100mmol/L，CRP：5.31mg/dL，APTT：33.3秒（対照27.0），PT-INR：1.38，フィブリノーゲン：416mg/dL，FDP：7.3μg/mL，D-dimer：5.9μg/mL，Hp：45mg/dL，CH$_{50}$：29.2U/mL，C$_3$：62mg/dL，C$_4$：12mg/dL，尿：比重：1.021，pH：6.5，蛋白：30mg/dL，潜血（-），糖（-），ケトン体（-），ウロビリノーゲン：8.0mg/dL，ビリルビン（-），WBC（-），混濁（-），沈渣異常なし，血液ガス（RR 30，経鼻酸素3L）：pH：7.540，PaCO$_2$：27.4mmHg，PaO$_2$：65.7mmHg，HCO$_3$$^-$：23.4mmol/L，BE：1.4mmol/L，Lac：13mg/dL，心電図：洞性頻脈，HR：127，他異常なし，胸部X線：両側のバタフライ状肺陰影，心拡大，胸部CT：両肺のびまん性スリガラス状陰影，気管支鏡検査（気管支肺胞洗浄液所見）：外観淡血性，TP：0.2g/dL，Glu：5mg/dL，WBC細胞数：2,710/μL（Neut 46%, Lymph 3%, Mono 50%），後日ヘモジデリン貪食像ありと判明．

「持続する高熱」+「血痰」という，あまり遭遇しない症候の組み合わせがある症例で，他にも異常所見は多い．一見して診断はつけられない複雑な症例であり，problem listをつくって診断仮説を考えたほうがよいであろう．

ここで，problem listの攻略法で挙げたストラテジー（**表2**）のうち，いくつかを試してみよう．

―― 直感的に認識する

まず直感的に，何か病名が浮かんでこないかproblem listを眺めてみる．この段階で病名がひらめくようであれば，おそらく病歴を読んだ時点

で病名が浮かんでいるだろうから，浮かんでこないことのほうが多いと思われる．浮かんでこなければ別のやり方に移る．

―― high yieldなプロブレムから攻める

プロブレムの中で比較的high yieldなのは，血痰，起坐呼吸，血小板減少，気管支洗浄液のヘモジデリン貪食像であろう．ここから鑑別診断につなげられるか考えてみる．

―― プロブレムをくくる（グループ化）

仲間だと思われるプロブレムをくくってグループにし，病態，病名をつけていく．これは，「KJ法」のグループ編成のような感覚でやってみよう[2]．

すなわち，数多くのカード（ここではプロブレム）の中から仲間ではないかと思われるものをいくつかのグループにまとめ，それぞれのグループに見出しをつける作業を行う．

実際にワークショップで，カードにプロブレムを書いて，そのカードをグループ化して診断仮説を考えるグループワークをやってみたところ，若手の医師でも診断にたどりつける可能性が高かったので，この思考法は有用ではないかと思われる[3]．

「息苦しさ」「起坐呼吸」「両背側下肺野coarse crackles」「低酸素血症」および「心拡大＋バタフライ陰影」は，心不全というグループでくくれるのではないか．咳嗽，全身倦怠感もここに入れてよいかもしれない．ただし，この段階ではまだ「心不全疑い」という疑い病名とし，確定にはしない．どの程度の可能性で心不全を考えているのか，わからなくなるからである．これは，少し時間がたつと自分でもわからなくなったり，既成事実として引きずられてしまうことがある．

他のくくり方はできないかも考えてみる．「咳嗽」「血痰」「息苦しさ」「両背側下肺野coarse crackles」「淡血性の気管支洗浄液」および「ヘモジデリン貪食像」は，肺胞出血かもしれない．

これで，心不全と肺胞出血の2つのグループができた．どのグループにも属さない孤独なプロブレムがなるべく少なく，全体を説明しやすい仮説

がより適切な診断仮説であることが多い．なお，今回のように同じようなプロブレムから複数のグループができる場合，両方の病態が存在することもありうる．

②各ディスカッサントのproblem listと鑑別診断

カンファレンスでは，3名のディスカッサントが各々のproblem listをつくって鑑別診断を展開した．ディスカッサントAとディスカッサントBのproblem listは，異常所見を全部拾い上げてプロブレムにするつくり方となっている（**表6，7**）．これらを見ると，いかにも多くのプロブレムが乱立して複雑な症例であることが見て取れる．

表6　ディスカッサントAのproblem listと鑑別診断

\#1　低酸素血症（びまん性スリガラス状陰影）
　➡ 肺水腫，肺胞出血，異型肺炎，ニューモシスチス肺炎
\#2　肺胞出血
　➡ 血小板減少に伴う出血，肺水腫，全身性血管炎（ANCA関連血管炎やGoodpasture症候群），SLE，薬剤
\#3　両側胸水貯留
　➡ 心疾患，肝疾患，腎疾患，漿膜炎（SLE，MRA）
\#4　発熱
　➡ 膠原病，腫瘍などの非感染性疾患
\#5　心雑音
　➡ 膠原病，感染性心内膜炎
\#6　白血球増加（リンパ球減少）
　➡ 炎症，急性出血，薬剤，感染症初期，SLE，AIDS，血液疾患
\#7　貧血
　➡ 慢性炎症による貧血，慢性出血，鉄欠乏性貧血，溶血性貧血
\#8　血小板減少
　➡ 血液悪性疾患，DIC，ITP，続発性免疫性血小板減少症，SLE，薬剤
\#9　低補体血症
　➡ SLE，MRA，慢性肝疾患，自己免疫性溶血性貧血，腎炎
\#10　蛋白尿
\#11　凝固異常
\#12　肝機能障害

表7 ディスカッサントBのproblem list
positive findings

#1 無症候性先天性心臓弁膜症の既往
#2 全身倦怠感, 咳嗽
#3 肩, 首まわりの重だるさ
#4 発熱
#5 血痰
#6 両背側下肺野に coarse crackles
#7 心雑音:at 2RSB;pandiastolic murmur, Ⅲ/Ⅵ, at apex;pansystolic murmer, Ⅲ/Ⅵ
#8 WBC:13,900/μL (Band;12%, Seg;75%), CRP:5.31mg/dL
#9 Hb:7.3g/dL, MCV:83.5fL
#10 PLT:1.1×10^4/μL
#11 LDH:277U/L, AST:47U/L, ALT:12U/L
#12 TP:5.6g/dL, Alb:2.4g/dL
#13 FDP:7.3μg/mL/D-dimer:5.9μg/mL
#14 CH$_{50}$:29.2U/mL
#15 血液ガス:pH;7.54, PaCO$_2$;27.4mmHg, PaO$_2$;65.7mmHg, HCO$_3^-$;23.4mmol/L, BE:1.4mmol/L
#16 胸部画像所見:両側スリガラス状陰影, 肺うっ血, 心拡大, 右肺中葉浸潤影, 脾腫
#17 気管支肺胞洗浄液所見:ヘモジデリン貪食像, 好中球優位の細胞数増加

negative findings

#1 チアノーゼなし
#2 T-Bil正常
#3 ハプトグロビン (Hp) 低下なし
#4 巨大血小板なし

―― ディスカッサントAの思考プロセス

　ディスカッサントAのproblem listは順番に明らかな法則性がないが, おそらく自分が重要だと考えた順にプロブレムを並べたと推測される. Aは, さらにプロブレムそれぞれから, #1 ➡ 肺水腫, 肺胞出血, 異型肺炎, ニューモシスチス肺炎, #2 ➡ 血小板減少に伴う出血, 肺水腫, 全身性血管炎 (ANCA関連血管炎やGoodpasture症候群), SLE, 薬剤, #3 ➡ 心疾患, 肝疾患, 腎疾患, 漿膜炎 (SLE, MRA) など鑑別診断を展開し, 一番重なりの多い (多くのプロブレムを説明可能な) SLEを最も疑われる鑑

別疾患（診断仮説）とした（**表6**）。**表2**の「1. 個々のプロブレムから鑑別診断を展開する」に従った思考法をとっている。

── ディスカッサントBの思考プロセス

ディスカッサントBは，「病歴」「身体所見」「血液検査」「画像検査」「特殊検査」の順に，positive findings（異常所見）を拾い上げている。前述のように，この方法にはプロブレムの拾いこぼしがなくなるというメリットがある。もう1つの工夫は，チアノーゼなし，T-Bil正常，ハプトグロビン（Hp）低下なしなどのnegative findingsも挙げたことである（**表7**）。

これは，北米の臨床カンファランスでよく行われるpertinent negative（疑った疾患を否定する情報・所見）という陰性情報のプレゼンテーションの方法に当たる。陰性情報は無限にあるので，際限なく挙げるのは検討すべき要素を増やし，思考を複雑化させて混乱させるばかりで意味がないが，疑うべき診断仮説が存在する場合には陰性情報が重要な意味を持ってくる。

たとえば，診断仮説として溶血性貧血を疑っているからこそ，「ハプトグロビン低下なし」の情報に意味があり，pertinent negativeとして挙げることで溶血性貧血の可能性は低そうだと言える。pertinent negativeのもととなる鑑別診断は，明示的に「A病を疑っている」と述べられない場合も多く，暗黙の了解のうちにカンファランスが進むこともある。文脈を共有できていないと唐突な印象を受けるかもしれない。

pertinent negativeの利点は，この診断仮説は可能性が低くこれ以上考えなくてもよさそうということがわかり，扱うべき鑑別仮説が減って，思考が単純化され楽になることである。ただし「①チアノーゼなし」「②T-Bil正常」などはあまり特異的な情報ではなく，鑑別疾患を減らす助けにはならないので，もう少し整理したほうがよいかもしれない。

Bの鑑別診断の思考プロセスは，どちらかというと**表2**の「2. high yieldなプロブレムから攻める」にフォーカスを当てて鑑別を考えている。

> ＃4 発熱, ＃7 心雑音 ➡ 感染症（特に感染性心内膜炎）
> ＃16 胸部画像所見 ➡ 心不全, 肺炎, ARDS, 肺胞出血, 肺梗塞
> ＃10 血小板減少 ➡ DIC, 敗血症, 血球貪食症候群, ITP, 抗リン脂質抗体症候群
> ＃9 貧血 ➡ 炎症に伴う貧血, 失血, MDS
> （番号は, 表7のpositive findingsに対応）

次に, 挙がってきた鑑別仮説から他のプロブレム全体を説明できるかを検証している。

> 感染症
>   ➡ ＃3 肩, 首まわりの重だるさ, ＃4 発熱, ＃8 白血球増加, ＃9 貧血, ＃10 血小板減少, ＃12 低アルブミン血症, ＃14 補体低下, ＃16 脾腫
> うっ血性心不全
>   ➡ ＃2 全身倦怠感, 咳嗽, ＃6 coarse crackles, ＃11 LDH/AST/ALT上昇, ＃15 低酸素血症, ＃16 胸部画像所見, ＃17 気管支洗浄液へモジデリン貪食像
> （番号は, 表7のpositive findingsに対応）

最終的に, 先天性心疾患があって感染性心内膜炎が絡み, 敗血症を起こして心不全になり, DICあるいは敗血症に伴う血小板減少を起こしたと全体の仮説をまとめている。

── ディスカッサントCの思考プロセス

ディスカッサントCのproblem listは非常に簡潔で最終的な診断名に近い（表8）。最初からくくってグループ化したproblem listとも言える（表2「3」に該当）。これは, 最初から直感的に「かたまり」（chunk）としてこう見えたということであろう（表2「4」に該当）。

筆者も症例のプレゼンテーションを聞いたとき, Cと同様におそらく「感染性心内膜炎」はあるだろうという印象を直感的に持った。直感なので, どのような思考プロセスが働いた結果なのかは詳細に説明しにくいが, しいて言語化して説明すれば, 先天性心疾患があり, かなり派手な心

表8 ディスカッサントCのproblem listと鑑別診断

＃1 心臓弁膜症
＃2 発熱
＃3 血小板減少症
＃4 肺胞出血

＃1, 2 ➡ 亜急性感染性心内膜炎
＃3（＃2を合併）➡ 疣贅消費血小板減少症
＃4（＃2を合併）➡ 肺胞毛細血管炎

表9 びまん性肺胞出血（diffuse alveolar hemorrhage）の鑑別診断

①肺毛細血管炎	ANCA関連肉芽腫性血管炎／顕微鏡的多発血管炎，孤発性肺毛細血管炎，SLE／関節リウマチ／混合性結合組織病／強皮症／多発筋炎／抗リン脂質抗体症候群，IgA血管炎（Henoch-Schönlein紫斑病），Behçet病，IgA腎症，Goodpasture症候群，急性肺移植後拒絶反応，特発性肺線症，クリオグロブリン血症
②炎症のない肺胞出血	特発性肺動脈性肺高血圧症，Goodpasture症候群，SLE，凝固障害，アミオダロン，僧帽弁狭窄，感染性心内膜炎
③びまん性肺胞障害	骨髄移植，コカイン吸入，SLE，放射線障害，ARDS

（文献4, 5より作成）

雑音もあるのでそれにウエイトを置いたということである。

感染性心内膜炎を主たる診断仮説とすると，次の疑問は，「肺胞出血が感染性心内膜炎に合併することがあるのか」になる。肺胞出血は感染性心内膜炎の合併症として起こりうるように思えるが，実際に診たことはない。びまん性肺胞出血の英語訳であるdiffuse alveolar hemorrhageをkey wordにして検索すると，複数の文献で肺胞出血の原因として感染性心内膜炎が挙げられていた（**表9**）[4)5)]。

ただし，感染性心内膜炎に伴う肺胞出血のメカニズムはよく解明されていないようで，文献上は炎症のない肺胞出血に分類されている。別のメカニズムとして感染性心内膜炎に続発して，肺毛細血管炎を合併しても，肺胞出血をきたすだろうと考えられる。これで，感染性心内膜炎の診断仮説で肺胞出血を説明できることがわかった。血小板減少は，（重症）感染症に

表10 症例3の最終診断

＃1 先天性大動脈二尖弁 ＃2 感染性心内膜炎 ＃3 肺胞出血（＃2に合併） ＃4 疣贅破壊性血小板減少症（＃2に合併）

よく合併する異常であるので，感染性心内膜炎で矛盾なく説明できる．感染性心内膜炎はかなり確度の高い診断仮説であると考えられる．

このように多くのプロブレムの中から感染性心内膜炎というかたまり（chunk）を見出して，この診断仮説をもとに全体像として矛盾はなさそうであるという検証ができた．

③症例の経過と最終診断

経胸壁心エコーで，僧帽弁前尖に疣贅と大動脈弁逆流が認められ，血液培養は，2/2セットで，連鎖形状のグラム陽性球菌（GPC-chain）と大腸菌が陽性で「感染性心内膜炎」と診断された．血小板減少はITP合併の可能性も考え，メチルプレドニゾロン1gのパルス療法を行ったが血小板減少は改善しなかった．弁破壊が進行したため心臓弁置換術（AVR＋MVR）を施行し，術後に血小板減少は回復した．

手術所見は，先天性大動脈二尖弁，大動脈弁穿孔，僧帽弁疣贅であった．血液培養のGPC-chainは*Granulicatella adjacens*と同定され，疣贅のPCRでも同菌が検出された．最終診断は，＃1 先天性大動脈二尖弁，＃2 感染性心内膜炎（肺胞出血，疣贅破壊性血小板減少症合併）であった（**表10**）．

ディスカッサント三者三様の診断思考プロセスを追体験することができ，筆者にとって非常に興味深いカンファレンスであった．

複雑な症例の診断では，グループ化によりできた少数の「かたまり」（chunk）の間の関係を考える修練をすることで診断能力が上達する．さらに，乱立するプロブレムの全部にこだわっていると複雑なままで進展しな

いので，時には大胆に切り捨てることも必要である．プロブレムのうち，何を重く見て何を捨てるかに対するウエイトのかけ方に習熟することが大事である．

➡ 複雑な症例では，多系統にわたる多くのプロブレムが乱立する．
➡ problem listの攻略法には，以下がある．
　① 個々のプロブレムから鑑別診断を展開する．
　② high yieldなプロブレムから攻める．
　③ プロブレムをくくる（グループ化）．
　④ 直感的に認識する．
➡ 複雑な症例の診断では以下のコツをつかむ．
　① プロブレムへのウエイトのかけ方に習熟する．
　② 大きなウエイトのプロブレムを芯にグループ化し，少数の「かたまり」(chunk)をつくる．
　③ chunkの間の関係を考えて検証を行う．

■ 文 献

1) 服部和樹, 他：入院数週間前から高熱, 血痰が生じた42歳の男性. 日内会誌. 2010；99(8)：1949-58.
2) 川喜田二郎：続・発想法― KJ法の展開と応用. 中央公論新社, 1970.
3) 渡邉剛史, 他：ワークショップ「誰も教えてくれなかった診断学・中級編―複雑な症例に挑戦する」. 日プライマリケア連会誌. 2014；37(4)；360-2.
4) Lara AR, et al：Diffuse alveolar hemorrhage. Chest. 2010；137(5)：1164-71.
5) Ioachimescu OC, et al：Diffuse alveolar hemorrhage：diagnosing it and finding the cause. Cleve Clin J Med. 2008；75(4)：258, 260, 264-5.

column 6 事前確率

　診断推論に関連した質問のうちでは「事前確率をどう見積もるか」が一番多い。事前確率の見積もりが，他の医師または上級医のそれと一致しないという悩みをよく聞かされる。この疑問は，確率の解釈の根源的，哲学的な問題までさかのぼるので，悩む人が多いのも無理はない。真面目に真剣に考えるほどわからなくなるものである。

　これは結論から言ってしまうと，事前確率の見積もりは原理的に一致しなければならない理由はないからである。しかし，そう言っていては何も始まらないので，現場の診療の邪魔にならない程度に考察してみよう。

確率の解釈

　私たちはひとくくりに確率という言葉を使っているが，その内容には性質の異なるものが混在している。表1の言説はいずれも確率について述べているが，少し考えると，表1の①②③と④⑤⑥は異なる意味合いを持つことがわかる。

　表1の①②③の確率は，ランダムな事象が生起・発生する頻度をもって「確率」と定義する考え方で「客観確率」と呼ばれる。「サイコロを投げて6

表1　確率を意味するものの例

①サイコロを投げて6が出る確率
②年末宝くじが当たる確率
③工場から出荷されたコンピュータが初期不良である確率
④火星に生命が存在する確率
⑤明日，雨が降る確率
⑥自分の患者がHIV感染症である確率

column

が出る確率」は，サイコロ投げを繰り返し試行（理論的には無限回）した際に，6の目が出る頻度として定義される。これは，繰り返し測定できる現象における「割合」に近い概念である。サイコロの目は客観確率の代表で，一般に確率と言われてイメージされるのはこちらだろう。客観確率は，頻度の概念で定義するので頻度主義と呼ばれる。伝統的な統計学は頻度主義に基づいて構築されている。

一方，**表1**の④⑤⑥の確率は，①②③とは意味合いが異なり，事象が起こるか（または，存在しているか）どうかの不確実性の度合いを（主観を混ぜて）評価したもので，「主観確率」と呼ばれる。言わば「確かさ」を数量化したものを確率とする考え方である。

主観確率は，個人の有する情報・知識・経験をもとに見積もられる確率であり，見積もりはその人の有する情報・知識・経験によって異なり，必ずしも一致するとは限らない。個人の持つ主観的な信念の度合いと言ってもよく，客観性は担保されない。主観確率はベイズ統計学で扱う。診断推論でおなじみの，患者がある疾患を持つ事前確率を推定し，それを得られた情報によって「ベイズの定理」により修正していく「事前確率＋新しい情報 ➡ 事後確率」という考え方はベイズ主義で，この場合の確率は主観確率である。

事前確率の見積もり

事前確率が，医師によって異なり一致しない理由は，前述の通り本質的にもともと客観的に存在するものを見積もるというよりは，信じるのに近く主観が入らざるをえないからである。

―― 最初の出発点の事前確率

一番手前のおおもとの出発点の事前確率をどうやって推定するかについて，ある事象が生起（存在）するかどうかについて，どちらの可能性が高いか低いかといった情報のない事象同士の間では同じ確率を割り振るという考え方がある。

たとえば，目の前の患者がA病であるかどうかに関してまったく情報がなければ，ある・なしの確率にそれぞれ50％ずつを割り当てるというものである。これは，「理由不十分の原則」または「無差別の原理」と呼ばれ，納得しやすいが，厳密には様々なパラドックスが起こることが数学的に証明されている。

さらに，患者について何も情報がないということは現実には稀で，通常は「理由不十分の原則」のお世話になることは少ない。

そもそも，患者は何か症状や理由があって受診するのだから，診療室を訪れた時点で何らかの疾患を持っている可能性は既に高い。さらに「日本人であれば，鎌状赤血球症の遺伝子を持った人はいないだろう」などと，臨床医が既に持っている情報が推論に流入し，それに対する背景知識があると事前確率が変わる。つまり，患者と遭遇した時点（あるいはその前）から既に情報の流入は始まっており，まったくの白紙で「理由不十分」ということは現実にはほとんどない。もっとも，ベイズの理論の説明で最初の出発点におけるA病の確率を50％としていることはよくあるが，これは説明のための方便である。

── どこからが事前確率か

一般的には，問診票に書かれる程度の「デモグラフィックデータ＋主訴（＋簡単な病歴）」の情報が得られた時点を「事前確率」，病歴，身体所見を取り終わった時点での確率の見積もりを「検査前確率」ということが多いが，厳密な定義はない（**表2**）。

表2 どこからが事前確率か

- 患者が自分の前に現れる前
- 年齢，性別，人種，居住地など（デモグラフィックデータ）が判明した時点
- 主訴を聞いた時点
- 病歴を取り終わった時点
- 身体所見を取り終わった時点
- 検査の前（検査前確率）
- **仮説を思いついた時点（仮説の可能性＝事前確率）**

column

　もう少し大胆に，仮説を思いついた時点でのその仮説の可能性を事前確率と考えることもできる．頭の中にまったく仮説が浮かばない場合は別であるが，浮かんだ場合，通常はその仮説が確からしいか確からしくないかも，直感的に浮かんでいるはずである．事前確率は直感から始まると言ってもよい．

　つまり，臨床医は実際には，本来の厳密な意味の事前確率ではなく，ある程度の情報を入れた状況で，直感と背景知識から疾患の事前確率を見積もっている．目の前の患者と似た集団を思い浮かべて，その患者集団のデータから事前確率を推定することはよく行われるが，これがすなわち臨床疫学的な考え方である．患者集団のデータとは，有病割合（たとえば，日本人のA病の有病割合），臨床研究のデータ（Bの症状，Cの所見の組み合わせを持つ患者集団におけるA病の頻度）などである．ごく簡便に，疾患の頻度に応じて大雑把に見積もるやり方もある（**表3**）[1]．

　データがなくても，今までに診てきた同様の患者がどれくらいA病であったか，など個人の経験から直感的に感じ取ることもあるが，これは「自分の経験では」と言うのに等しい．この場合でも，同じような経験，教育を共有していれば，同じような事前確率を共有できるが，臨床医それぞれで経験や扱っている患者集団が違えば，見積もる事前確率も異なってくるのは当然である．**2章2症例4**（☞ p27参照）で同じ胸痛の40歳女性患者に対して，医師が働いている環境によって事前確率の見積もりが異なってくるのは理解できるだろう．

　また，最近近隣にハートセンターが開院したため，受診する患者層が変

表3　事前確率の目安

・rareな疾患	0.1%
・比較的rareな疾患	1%
・commonな疾患	10%

（徳田安春：病歴と身体所見の診断学―検査なしでここまでわかる．医学書院，2017，p16-7より作成）

わったということもよく経験される。自分が想定していた患者集団と自分の前に現れる患者集団が知らず知らずのうちに違ってきていることはよくある。周辺の出店状況で，客層が変わるのはビジネスの世界では頻繁に起こっていそうなことであるが，医療の世界でもそれは起こり，診断の事前確率に影響する。

　ここで述べたように，事前確率の見積もりは原理的に一致しなければならない理由はなく，唯一の正しい事前確率が存在するという考えは幻想にすぎない。ただし，経験を共有する臨床医のグループの間では，事前確率が一致することが多いとは言える。

まとめ

- ➡ 確率には，客観確率と主観確率がある。
- ➡ 診断推論はベイズ主義，主観確率を採用している。
- ➡ 臨床医の間で，事前確率が一致するという理論的根拠はない。
- ➡ 経験を共有する臨床医のグループの間では事前確率が一致することが多い。

■ 文 献

1) 徳田安春：病歴と身体所見の診断学―検査なしでここまでわかる．医学書院, 2017, p16-7.

3 Occam's razor vs Hickam's dictum

　前項の「複雑症例の攻略」(☞p120～参照)では，単一の仮説で患者に起こっている異常の，なるべく全体を説明できるような仮説が正しい可能性の高い仮説だと述べた。現場でも診断推論でつくる際には，一元的な仮説をつくるように指導されることが多い。しかし実際には，患者が複数の疾患を持っていて複雑に見える場合もある。

症例 1	92歳，女性
主訴	呼吸困難。1年ほど前から歩行時など労作時の息切れを訴えていた。動悸はいつもある。だいぶ前から痰がからむが，ここ1週間は特に痰の量が増え，咳も増えた。入院前日から食事量が減った。当日朝から息苦しさが出現し，さらに呼吸困難がひどくなったため救急要請した。
既往歴	心房細動，慢性心不全，認知症
服薬歴	リバーロキサバン，メチルジゴキシン，フロセミド，スピロノラクトン，ロサルタン，リスペリドン
ADL	認知症があり，意思疎通はやや困難，夜間不穏あり，食事に際してときどきむせあり。
身体所見	BP：105/56mmHg，HR：140，RR：24～30，BT：37.9℃，SpO_2：100%(O_2マスク10L/秒)，意識レベル：GCS；E4V5M6，努力様呼吸(+)，冷汗(−)，末梢冷感(−)，頭頸部：瞼結膜貧血，球結膜黄疸認めず，頸静脈は半坐位で怒張あり，胸部：心音不整，心雑音聴取せず，肺音両側肺底部にcracklesを聴取，腹部：平坦軟，圧痛なし，下肢：両側下腿浮腫軽度，胸部X線：心拡大，両側胸水，肺野のうっ血，右下肺野(図1)，心電図：心房細動，完全右脚ブロック(図2)。

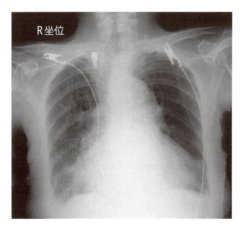

図1 症例1の胸部X線画像

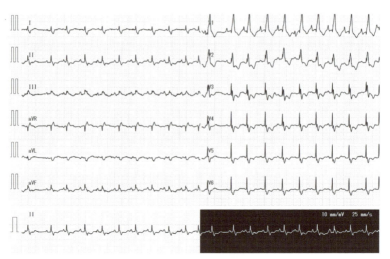

図2 症例1の心電図

｢心不全｣と｢肺炎｣，どちらか片方か，両方か？

　症例1には慢性心不全，心房細動の病歴があり，慢性的な労作時息切れ，動悸，身体所見で頸静脈怒張，下肢浮腫，両肺のcrackles，胸部X線写真で心拡大，肺野のうっ血所見が認められる（図1，2）ため，うっ血性心

不全は確実に存在するだろう。一方，認知症とむせの既往と発熱，咳，痰，胸部X線で右下肺に浸潤影の存在も疑われる。血液検査の炎症反応（**表1**）は，心不全では説明できないので肺炎（おそらく誤嚥性）も合併していそうである。

　入院担当を臓器別で決める大病院ではよくある，「うちじゃない」の押しつけ合い論争になりやすい事例である。これには，自分の担当患者が増えないことで楽ができるという，いわば利益相反の要素もあるが，中には真面目に「診断はどちらかに決めなければならない」「診断は1つに絞らなければならない」と考えている医師もいるようである。その底流には，原因を一元的に考えることがアカデミックで高級な医療だという価値観がある。

① Occam's razor とは

　筆者も，医学生の頃に「診断を考えるときにはなるべく一元的に全体を

表1 症例1の血液検査の結果

血算			
WBC	10,600	/μL	H
RBC	385	×10⁴/μL	
Hb	12.7	g/dL	
Ht	38.9	%	
MCV	101	fL	H
MCH	33	pg	H
MCHC	32.6	g/dL	
Plt	15.6	×10⁴/μL	
血液像（WBC分画）			
Lymph	2.6	%	L
Mono	8.8	%	H
Neut	88.4	%	H
Eos	0	%	L
Baso	0.2	%	

生化学			
TP	6.88	g/dL	
CK	42	U/L	
AST（GOT）	20	U/L	
ALT（GPT）	10	U/L	
LHD	162	U/L	
Cre	1.2	mg/dL	H
BUN	36.2	mg/dL	H
Glu	163	mg/dL	H
Na	135	mmol/L	
K	4.5	mmol/L	
Cl	101	mmol/L	
T-Bil	0.93	mg/dL	
CRP	22.8	mg/dL	H

説明できる原因を考えるべき」と習った記憶がある。この考え方の歴史は古く，14世紀のフランシスコ会修道士オッカム（William of Ockham, OckhamはOccamとも綴られる）が提唱したとされている。以後，この「オッカムのかみそり（Occam's razor）」という考え方は，科学の世界で支配的な原理となった。

- ある事柄を説明するためには，必要以上に多くの仮定（仮説）を用いるべきでない。
- より複雑な説明（理論）とより簡潔な説明（理論）があった場合，後者を採用すべきである。

かみそりは説明に不要なものを切り捨てることのたとえであり，思考節約の原理とも呼ばれる。

診断推論に当てはめると，**症例1**で，発熱，心雑音と肺胞出血を複数の疾患で説明するのは泥臭く感じ，一元的な診断仮説で説明できればエレガントでアカデミックな感じがするのは，医学の世界にも「オッカムのかみそり」が深く浸透しているためであろう。

しかし実際には，1人の患者が複数の疾患に罹患していることはそれほど稀なことではなく，いつも一元的な原因疾患があるとは限らない。先人たちも「オッカムのかみそり」にとらわれすぎることへの警鐘を鳴らしている。

②Hickam's dictumとは

ヒッカム（John B. Hickam）は1914年生まれの医師である。「患者は複数の（原因）疾患を持つことがある」というごく常識的な指摘をして，これが「ヒッカムの格言（Hickam's dictum）」と呼び習わされるようになった[1]。

南アフリカの外科医であったCharles Frederick Morris Saintは，「結腸憩室」「胆石症」「食道裂孔ヘルニア」が同一患者によく併存することを報告し，症状，所見が単一の疾患によって説明できない場合に複数の別

個の原因を考えるべき「ヒッカムの格言」の例としている(Saintの三徴；Saint's triad)[2]。

Occam vs Hickam

　一元的に考えるのか，多元的に考えるのかは，鑑別仮説を構築する際の永遠の課題であるが，積極的かつ多元的に考える目安となる状況には以下がある。

①積極的にHickamで考えてよい状況(表2)
──　高齢者

　高齢者は複数疾患を持つことが多い。疫学データでも，年齢が上がるにつれて併存する慢性疾患の数が増えることが示されている(図3)[3]。また，高齢者は潜在的なリスクを抱えているので何か1つの疾患を発症した際に，他疾患を発症する可能性も高くなる。「もともと心機能が良くない高齢者が，肺炎を契機に心不全も発症」「認知症傾向のある患者が，感染症をきっかけにせん妄となり誤嚥性肺炎も併発」など，特に高齢者の誤嚥性肺炎はくずかご診断で，しっぽ(誤嚥性肺炎)の奥に別のメインの病態がないか注意する必要がある。なお，根拠のある区切りはないが，一応50歳以上では，特にcommonな疾患であれば複数病態を考えてもよいと考えられる。

──　common diseaseの組み合わせ

　commonな疾患が重複するのは起こりうる可能性が高いが，稀(rare)な疾患が複数重なる確率は低いので，「rare」＋「rare」の組み合わせの診断仮説ができてしまったら再検討する必要がある。たとえば，Saint三徴

表2　積極的にHickamで考えてよい状況

1. 高齢者
2. common diseaseの組み合わせ
3. 共通の原因・リスクが背後にある

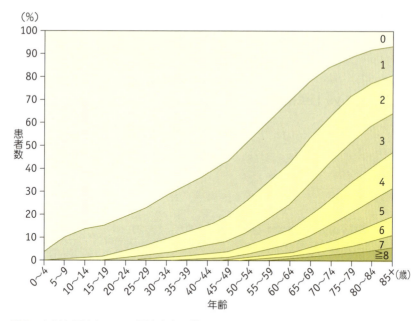

図3　年齢と罹患している慢性疾患の数
図中の数字は罹患疾患数

(文献3より引用)

の疾患はすべてcommon diseaseであり，この三者を併せ持つ患者はそうめずらしくなさそうである。

――共通の原因・リスクが背後にある場合

　根っこに共通の原因・リスクとなる病態が存在する場合は，その病態から複数の疾患が派生することは十分可能性がある。たとえば，クラミジア尿道炎と淋病など性感染症は，危険な性行為(risky sexual behavior)を共通のリスクとして発症するのでしばしば併存する。

　他には，①感染性心内膜炎と化膿性脊椎炎(血流感染)，②眼内炎と深部膿瘍(血流感染，特にブドウ球菌とカンジダ)，③結核とHIV(細胞性免疫不全)，④インフルエンザと肺炎・心筋炎(インフルエンザウイルスの合併症)，⑤細菌感染症と*Clostridium difficile*感染症(抗菌薬使用)なども，カッコ内の病態を共通のリスクとして発症し，併存しうる代表例である。

Saintの三徴も，因果関係と言えるほど強い関連ではないが，弱いリスクでつながっていると考えることもできる（図4）。

これらは，現象としては多元的に見えるHickamであるが，実は根っこが一元的につながっているOccamとも考えられる。つまり，共通の原因・リスクが背後にあることが疑われれば，より積極的かつ多元的に考えてもよい。この場合には，1つ疾患を見つけたら他の疾患がないか探すHVTのフレームが役に立つ（5章2 ☞ p181〜参照）。

②超高齢社会でのHickam

診断の目的は患者のアウトカムをよくするためであって，科学的に正しい診断をつけることが第一目標ではない。複数のcommonな疾患が疑われ，いずれも鑑別診断仮説も除外できるほど事後確率が低くならない場合には，科学的に正しい診断や一元的な仮説にこだわらず複数の疾患が存在するものとして治療するほうが実際的である。これから私たちが迎える超高齢社会では，ますますそうなっていく。また，特に高齢者に対しては，くれぐれも，自分の専門領域以外の疾患であることを主張するためにしつこく，除外のための検査を要求しないようにしたい。

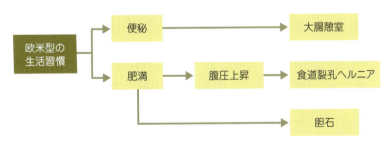

図4　Saintの三徴と弱いリスク

- ➡ 若年者ではOccamで考える。
- ➡ 高齢者ではHickamを優先する。
- ➡ プロブレムの多い複雑な症例で，どうしても全体を説明できる仮説ができない場合には，Occamにこだわらず，criticalな疾患を除外する。
- ➡ 除外できなければ，複数疾患が存在するとしてそれらを治療するのが安全である。

■ 文 献

1) Maloney WJ：Occam's Razor and Hickam's Dictum：The Transformation of a Theoretical Discussion into a Modern and Revolutionary Tool in Oral Diagnostics. WebmedCentral DENTISTRY. 2011；2(5)：WMC001914.
2) Hilliard AA, et al：Clinical problem-solving. Occam's razor versus Saint's Triad. N Engl J Med. 2004；350(6)：599-603.
3) Barnett K, et al：Epidemiology of multimorbidity and implications for health care, research, and medical education：a cross-sectional study. Lancet. 2012；380(9836)：37-43.

column 7 ワーキングメモリ

　ワーキングメモリ（作業記憶）は，もともとコンピュータから借りた概念で，CPUが計算処理した結果を一時的に置いておくメモリのことであった。人間にも同様の働きをする「認知的思考作業の遂行中に情報を一時的に保持し操作するための記憶領域」があるだろうと推測されている[1]。要するにワーキングメモリとは，物事を考えるときに使う一時的な記憶のことである。

　たとえば，診断を考える場合には，複数の鑑別診断仮説を同時に記憶にとどめておかないと，それらの間での確からしさを判断することはできない。複数の鑑別診断仮説を意識にとどめておくのに使われるのがワーキングメモリであるが，ワーキングメモリには上限があり，ヒトの脳が同時に扱える情報の単位数は案外少ない。

　ワーキングメモリのマジカルナンバーは「7±2」とよく言われるが，原典[2]に当たると7という数字にはっきりした根拠はなく，実際にはもっと少なく4前後らしい。推論における鑑別診断の仮説の数は3個から，せいぜい5個くらいが実用的というのはこの理由による。紙に書き出して眺めながら考えるのは別として，患者の話を聞きながら鑑別診断を考えて，という場合には，扱う鑑別診断の数が多くなると負担になってしまう。自分自身を振り返ってみても，同時に考える鑑別診断の数は多くてせいぜい3個くらいで，これ以上同時に考えようとするととても苦痛に感じる。

　本書で解説した診断推論のコツには，この原理を利用して情報を「くくる」ことで，一度に扱う情報量の単位を少なくし，思考を楽にしている工夫が多い。

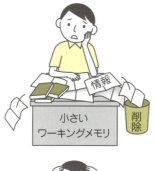
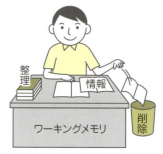

くくることで情報を整理して単位数を減らす

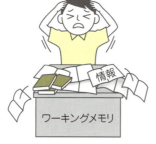

　複雑症例のproblem listの攻略法で，プロブレムをくくる思考法は典型例である．情報をまとめてグループ化し，ひとまとまり（チャンク；chunk）に整理することで，情報の単位数を減らしてワーキングメモリへの負荷を減らし楽にしている．

　事前確率や事後確率を，数字でなく「高」「中」「低」へ置き換えて3区分でとらえるのも「くくる」思考作業である．

　医学に限らずいろいろな分野で4分割表（2×2表）はよく用いられる．医学では，EBM，診断特性，医療統計，臨床倫理などで頻出する．これも，普通の人が一度に分析的に考えて把握しやすいのは，4単位に分類するくらいが限度だからであろう．

文 献

1) 苧阪直行：前頭前野とワーキングメモリ．高次脳機能研．2012；32(1)：7-14.
2) MILLER GA：The magical number seven plus or minus two：some limits on our capacity for processing information. Psychol Rev. 1956；63(2)：81-97.

4 Too many differentials will kill you

4章 推論をみがく

　私たちは，意識する・しないにかかわらず，思考を単純化して処理しやすくするために何らかのモデルや思考の型（フレームワーク）のようなものを利用している。当然それらは現実そのものではなく，不完全であり，いろいろ矛盾も生じる。

単一診断仮説モデル──普段よくやっている考え方

　診断推論の「step Ⅱ：診断仮説の検証」では，鑑別候補となる疾患（診断仮説）の確率を動かしながら吟味を行っていく。通常は，この際に1つの診断仮説のみを考え，同時に複数の診断仮説について考慮することはしない。つまり疑った疾患Dがあるか（D），ないか（$\bar{D}$）を考え，「ベイズの定理」を適用して疾患Dの確率を上げ下げしていく。これを「単一診断仮説モデル，またはD vs $\bar{D}$モデル」と呼べば，このモデルは日常臨床の診断推論では十分実用的である。しかし，無自覚にモデルを利用していると大きなピットフォールにはまることがある。

この項のタイトルは，イギリスのロックバンドQueenの「Too much love will kill you」へのオマージュ。作曲はBrian Mayであるが，筆者にはFreddie Mercuryのヴォーカルがとても印象に残っている。Freddie Mercuryは，1991年にHIV／AIDSで死亡したが，現在であれば死なずにすんだのではないか。HIV治療の進歩には隔世の感を覚えざるをえない。

① 「無差別の原理」による事前確率

　例として，ある町の図書館に所蔵されている1冊の本を考えてみよう。私たちは，まだその本を見たことがない。したがって，その本の表紙の色はわからない。この状況では，その本の表紙の色が白であるか，または白でないか，どちらかの可能性が高いとする理由に根拠はないので，表紙の色が白である確率は1/2である。

　このように考えていくと

- 表紙の色が白である確率　　　　　　　1/2
- 表紙の色が黒である確率　　　　　　　1/2
- 表紙の色が赤の水玉模様である確率　　1/2

となり，3種類の表紙の色を考えただけで，既に確率の合計が1を超えてしまった。さらに多くの表紙の色を考えるほど，この矛盾は誇張される（図1）。

　これは，2つ以上の選択肢がある場合，どれかの可能性が高いか低いかといった情報がなく特定の選択肢を支持する理由がない限り，これらの選

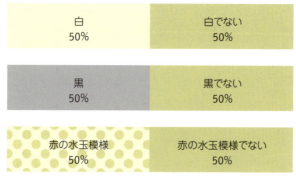

以下，他の色の表紙が続く

図1　本の表紙の色の確率

択肢には同じ確率を割り当てるという原理（無差別の原理）を無意識に適用したためである[1]。

サイコロを振る場合には，起こりうる事象は，1から6の目が出ることと総数が決まっており，特定の目が多く出る理由はないので，各々の目が出る確率は1/6であると無差別の原理を矛盾なく適用できる。診断推論については，起こりうる事象（＝該当する診断仮説）の総数が決定できないので矛盾が生じる。

この問題は，最初の事前確率をいかに推定するかという問題にも関連している。「D vs $\bar{D}$ モデル」を利用すると，まったく情報がない場合の「ベイズの定理」の出発点の事前確率は1/2としてよさそうに思えるが，この問題については深遠な哲学的論争がある。

② 知識を前提とした事前確率

哲学的議論はさておき，現実には，事象についてまったく情報がない，何の知識も持ち合わせないという状況にあることはまずないと考えられる。たとえば，世の中に白の表紙の本は多く，赤の水玉模様の本は少ないだろうという経験から得られた知識があれば，これらの確率は既に1/2ではない。

診断で言えば，そもそも自分がまったく知らないという病気は，稀な疾患である可能性が高い。ある程度commonな病気であれば知識があるか，経験していることが多いので，よほど不勉強な臨床医は別として，よく知らない疾患ということ自体が稀であることにつながる。

それでは，私たちがある程度知識を持ち合わせているという前提でモデルを修正してみよう（図2）。これでもまだ矛盾は残っており，今度は，白でない，黒でない，赤の水玉模様でない本の確率の合計が1を超えてしまう（$\bar{A} + \bar{B} + \bar{C} > 1$）。

診断推論に当てはめると，あまり可能性は高くないが一応押さえておこうとして，鑑別診断の数をたくさん考えるほど，そうでない確率が高く

4 Too many differentials will kill you

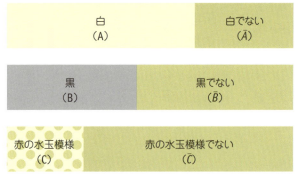

以下，他の色の表紙が続く
図2 知識を前提にした確率

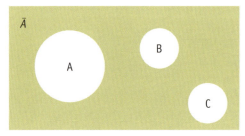

図3 $\bar{A}$はB・Cを含む
$\bar{A}$とA・C, $\bar{C}$とA・Bについても同様の関係がある

なってしまうという矛盾が発生する。

　この矛盾は，$\bar{A}$ には，B，Cが含まれるため，つまり$\bar{A}$, $\bar{B}$, $\bar{C}$の内容が重複しているために起こる（**図3**）。

複数仮説並列モデル—複数の診断仮説に対応する

　本来は，複数の診断仮説の候補に目配りしなければならないのを，1つの診断仮説について，AかAでないか，BかBでないかのみを考えた「D vs $\bar{D}$モデル」を利用したために起こる矛盾と言える。この点を解決するため

に，複数の鑑別仮説を入れ込んだ並列モデルは図4の①のようになるが，実はこれだけでは現実を完全に反映しているとは言えない．考慮の対象にしていない，想起できていない疾患が残っている可能性は常にあるためである．

①ゴミ箱つき複数仮説並列モデル—複雑だが実用的に

そこで「その他の疾患」という，言わばゴミ箱を含んだゴミ箱つき複数仮説並列モデルをつくると，より現実に即した思考ができる（図4の②）．「その他」のカテゴリーには，まだ想起されていない診断仮説を含めることができる．ただし，このカテゴリーの確率があまり大きいようでは現実的に意味がなくなるので注意が必要である．

「その他」の部分はメジャーでcommonな診断仮説よりも十分小さくしなければならない．なお，複数仮説並列モデルは，全部の事象の確率の総和を1にできないことに注意しなければならない．複数の診断仮説と言っても，現実には世の中にあるすべての鑑別候補を網羅できないためである．したがって，このモデルでは診断仮説の幅の広さが厳密に相対的な確率の大きさを表しているのではなく，感覚的な表現である．

① **複数仮説並列モデル**

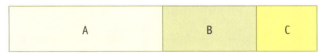

② **ゴミ箱つき複数仮説並列モデル**

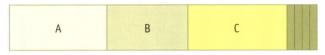

「その他」というゴミ箱

図4 複数仮説並列モデルとゴミ箱つき複数仮説並列モデル

②診断の難しさを複数仮説並列モデルで説明する

このモデルは診断の難しさの度合いも説明してくれる。

症例 1	80歳代，女性
主訴	衰弱
現病歴	知人が患者宅を訪問したところ，本人は寝ていたが呼びかけですぐに起きた。普段と比べて動くのがだるそうであった。本人の自覚的訴えはないが，新聞が取り込めておらず，家事もしていない様子で，衰弱している印象であったため救急要請した。
身体所見	BP：135/64mmHg，HR：85，RR：16，SpO$_2$：94％，BT：36.6℃，意識清明，全身状態：重篤感はない，頭頸部：異常なし，胸部：心音整，雑音なし，右下肺の呼吸音が低下，ラ音なし，腹部：平坦軟，圧痛なし，下腿浮腫なし。
検査所見	胸部X線で右胸水貯留を認める（**図5**），胸水は，総蛋白，LDHが高値で滲出性である（**表1**），グラム染色（−），抗酸菌染色（−），細菌培養（−），結核菌・PCR（−）
経過	胸水アデノシンデアミナーゼが高値であったため，結核性胸膜炎を疑い，抗結核薬治療を開始した。1回目の結核菌培養は（−）であったが，2回目の胸水検体から4週後に*Mycobacterium tuberculosis* complexが（＋）となり，結核性胸膜炎の確定診断となった。

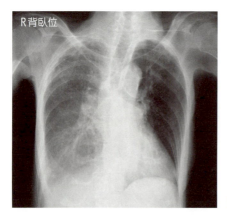

図5　症例1の胸部X線画像

表1 症例1の胸水穿刺液検査所見

性状（胸水）	漿液性
色調（胸水）	黄色
混濁（胸水）	（＋）
比重（胸水）	1.039
pH（胸水）	7.5
胸水総蛋白	5.66g/dL
胸水Alb	2.64g/dL
胸水LDH	774U/L
胸水Glu	153mg/dL
胸水ADA	114.5U/L

胸水 血算	
WBC	3,520/μL
RBC	0×10^4/μL
胸水 目視	
Lymph	86%
Seg	9%
Histio（組織球）	5%

血清LDH	486/μL

―― 胸水の鑑別診断と複数仮説並列モデル

　滲出性胸水の鑑別診断では，①肺炎随伴性胸水（膿胸を含む），②癌性胸膜炎，③結核性胸膜炎がビッグスリーで，「その他」の部分に，SLE，関節リウマチ，肺梗塞，膵炎，横隔膜下膿瘍などが入る．疾患の頻度は臨床現場によって異なるが，大体ビッグスリーが80%以上を占め，その他は十分小さいと考えられる．図6で各々の診断仮説の幅で確率の大きさを感覚的に表してみた．

　ビッグスリーを押さえて吟味すれば診断推論のプロセスの大部分が完了できたことになり，かつビッグスリーのそれぞれは，1つがあれば他が併存することは考えにくい疾患であるので診断は難しくないと感じられる．

―― 不明熱の鑑別診断と複数仮説並列モデル

　このケースと対照的なのは不明熱の診断で，1個1個の確率があまり高くない仮説が乱立することが多く診断が難しいと感じられる（図6の②）．

　初心者には鑑別仮説の想起を広く多くすることが勧められるが，これはあくまで診断推論の途中過程のトレーニングである．中級者以上は鑑別仮説を絞って少なめにするトレーニングに進まなければならない．仮説が乱立する不明熱型から，メジャーな仮説が寡占する滲出性胸水型へ移行でき

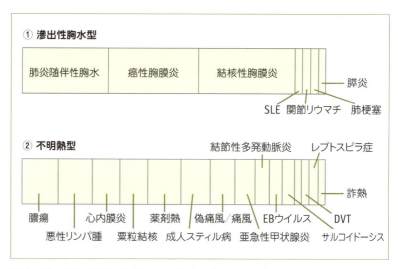

図6 滲出性胸水型と不明熱型の並列モデル

れば，実用的な診断推論の域に達したと言うことができる。

さらに，不明熱型で他人からrareな鑑別診断仮説がもれていることを指摘されたときの心理状態を考えてみよう。

常識的に考えれば疾患Xの可能性は低いと知りつつも，D vs $\bar{D}$モデルを用いていて，Xに意識が集中するとその疾患の可能性がどんどん大きくなってしまい，不安に駆られて検査を追加しまくったという経験は誰にもあるのではないだろうか（図7）。また，他人に指摘されなくても，メジャーな鑑別診断仮説を除外できたと感じた場合に心の中で仕切り直しの心理が働き，その他に含まれる稀な疾患にフォーカスが移り，確率が大きくなる印象へリセットされてしまう傾向もある。

しかし，除外したと思った鑑別仮説が除外しきれずに残っていることはよくある。実際には，rareな疾患であるために診断できないケースよりも，commonな疾患がrareで非典型的な病像を呈しているために診断に苦労するほうが圧倒的に多いので，rareな疾患に注意を向けすぎるのは心理的落とし穴になる。

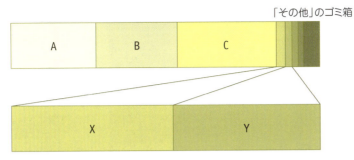

図7 心理的ピットフォール
他人から指摘される，あるいはメジャーなA，B，Cが除外されたと感じることでX，Yにフォーカスが移り，リセットされてしまう

　つまり，単一診断仮説モデル（D vs $\bar{D}$ モデル）に頼って1つの診断仮説の除外だけをめざすと，いつまでたってもその仮説は否定できないという心理状態に陥りやすい．ある程度，鑑別仮説を絞り込んで数が減ったところで並列にしてみて，他の仮説と比べてどれの可能性が高いかという思考に移行する必要がある．これは確定診断についても同じことが言える．

症例 2	中年の男性
主訴	高熱と顔面皮疹
現病歴	登山後に突然の悪寒・戦慄，高熱，顔面皮疹，顔面痛，筋痛を訴え皮膚科を受診した．血液検査でCK上昇も認められた．皮膚科疾患としては，丹毒の可能性があるが，典型的でないという理由で，他の原因疾患はないか，総合診療科にコンサルテーションがなされた（図8）．

（症例提供：千葉大学医学部附属病院 総合診療科 科長 生坂政臣先生）

　顔面皮疹の性状からは丹毒が疑われるが，それだけでは説明できない多彩な症状，所見があるため丹毒としては，非典型的だとされたと思われる．つまり，丹毒か/丹毒でないかだけを考える「D vs $\bar{D}$ モデル」だと，丹毒としては余分なノイズがたくさん混ざっているため丹毒の可能性は十分高く

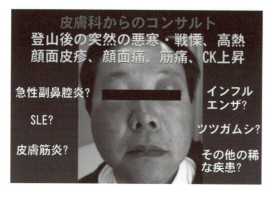

図8 顔面皮疹のコンサルテーションのイメージ（症例2）
（千葉大学医学部附属病院総合診療科科長 生坂政臣先生ご提供）

ならず，確定診断はできないことになる．

　それぞれの症状，所見から疑われる鑑別診断仮説をリストアップすると，

①顔面皮疹 ➡ 皮膚筋炎，SLE，丹毒，筋痛

②CK上昇 ➡ 皮膚筋炎，高熱

③筋痛 ➡ インフルエンザ

④登山後 ➡ ツツガムシ病

⑤顔面痛 ➡ 急性副鼻腔炎

などが考えられる．

　並列モデルで吟味すると，挙がった仮説は丹毒よりもさらに可能性が低いと考えられ，やはり丹毒だろうとの結論になった（図9，10）．多くの領域にわたる鑑別を対象にしなければならないジェネラリストの診断推論には，並列モデルの考え方が特に重要となる．

　ヒトの脳は，複数の思考過程を並列的に処理するのには向いていないので，実際に複数の診断仮説を同時進行で処理するのはかなり難しいが，頭の中にこのモデルによる地図を持つことによって，心理的なピットフォールを少しでも回避したい．

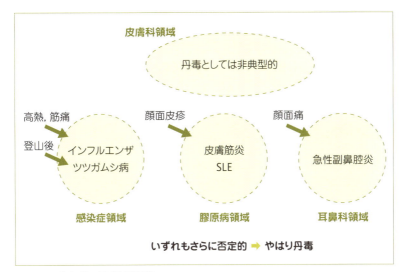

図9　丹毒と他の診断仮説①

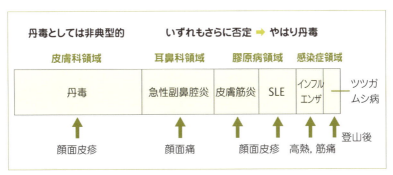

図10　丹毒と他の診断仮説②

並列モデルで診断をつめる難しさ

　1つひとつの診断仮説の可能性の高低のみならず，複数の仮説間の比較を考える場合に考慮すべきことがいくつかある。

対立仮説の影響

　これは，疑っている疾患が存在した場合，他の疾患が存在する確率が影響を受けるか，すなわち，診断仮説のそれぞれが独立した事象かどうかということである。

> **対立仮説の影響**
> ①ある診断仮説の確定により他の診断仮説の可能性が高くなる
> ②ある診断仮説の確定により他の診断仮説の可能性が低くなる
> ③ある診断仮説の除外／確定によって他の診断仮説は影響されない

　単純化のため並列モデルとして2つの診断仮説を比べるケースを考えてみよう。

—— ①ある診断仮説の確定により他の診断仮説の可能性が高くなる

　疾患AとBが，共通した原因やリスクファクターなどを持つ場合，患者が疾患Aを持っていれば，Bも持つ可能性は高くなる。たとえば，クラミジア尿道炎の患者は，同時に淋菌性尿道炎に罹患している可能性が高い。risky sexual behaviorを共通のリスクファクターとするためである（5章2 ☞ p181〜参照）。性感染症は1つの存在が，他の性感染症に罹患している確率を高くする代表例である。

—— ②ある診断仮説の確定により他の診断仮説の可能性が低くなる

　肺塞栓症らしさを推定するWellsのクライテリア（**表2**）[2]には，「肺塞栓症以外の診断が考えにくい」という項目があり，これがかなり高めの点数配分になっている。肺塞栓症の症状，所見は非特異的なものが多く，これがあれば決まりという所見が少ない。そのため，考えうる他の鑑別診断（対立仮説）がなければ，肺塞栓症の可能性が高くなると考える。

　これは，たとえば息苦しさを訴える患者で気胸の身体所見，画像所見があれば「肺塞栓症と気胸が併存することは稀だろうから，肺塞栓症よりも気胸を考えよう」という，ある診断仮説が確定すると他の可能性が低くなる例である。

表2 胸肺塞栓症らしさを推定する予測式（modified Wells criteria）

深部静脈血栓症の臨床症状（下肢浮腫，圧痛）	3.0
肺塞栓症以外の診断が考えにくい	3.0
心拍数＞100回／分	1.5
最近4週以内のベッドレスト（3日以上）または手術	1.5
深部静脈血栓症もしくは肺塞栓症の既往	1.5
喀血	1.0
悪性腫瘍	1.0
肺塞栓症らしい	＞4.0
肺塞栓症らしくない	≦4.0

➡ まず，呼吸困難や胸痛の原因となるcommonな疾患を対立仮説として考える

急性心筋梗塞
心不全
気胸
喘息
肺炎　など

➡ これらがなければ肺塞栓症の可能性が高くなる

（文献2より作成）

―― ③ある診断仮説の除外／確定によって他の診断仮説は影響されない

　まったく異なる原因から発症してくる疾患で共通の根っこを持たない場合には，疾患AとBは独立した事象と考えられ，片方の有無によって他方の存在する確率は影響を受けないはずである．すなわち，診断仮説が互いに独立の場合，1つの仮説の確率の高低は他の仮説の確からしさに影響を受けない．臨床の現場では，1つの仮説の確率が高くなると他の仮説の確率は感覚的に下がるような気がするが，理論的には影響されない．

　診断仮説と対立仮説の組み合わせには，①common×common，②common×rare，③rare×rareがある．疑った診断仮説Aが確定したとして，対立仮説Bがrareな疾患の場合は併存することが稀であるため，強い疑いがなければ除外するのが一般的だが，対立仮説Bがcommonな疾患のとき，Aが確定したとしてもBの確率が自動的に下がるわけではないので，可能性を下げる情報を探してきちんと除外診断したほうが安全である．

症例 3　40歳代，女性

インフルエンザ流行期に，40℃の発熱と腰痛を訴えて受診した。

　疑わしい診断仮説はインフルエンザであるが，日常診療の中でありそうな対立仮説として，尿路感染症（腎盂腎炎）は考えられる。

　このような状況では，インフルエンザ迅速抗原検査を行ってインフルエンザの確定診断をしたいという心理が働きやすい。「インフルエンザであれば，尿路感染症ではないだろう」という感覚を抱くためである。しかし，尿路感染症はcommonな疾患なので，このロジックに頼ると危険なことは「対立仮説の影響」の②で述べた。つまり，インフルエンザが確定しても尿路感染症の可能性の多寡は影響されない。

　そのため，診療のストラテジーとして流行期の発熱患者に片っ端からインフルエンザ迅速検査を乱発するよりは，むしろ，頻尿，排尿時痛などの尿路症状やCVA叩打痛の身体所見がないことを確かめて，尿路感染症の事後確率をきちんと下げることが重要である。

　逆に尿路感染症のほうから考えた場合にも，どちらもcommonな疾患であるので，尿路感染症が確定してもインフルエンザの可能性が下がるとは言えない。特に流行期であれば，両者が併存する可能性も決して低くはない。咽頭痛，咳，鼻汁などの上気道炎症状の有無を確認し，これらがなければインフルエンザの可能性が下がったとして，尿路感染症であると結論づけるのが妥当であろう。

　症例3のように，ある疾患を確定診断できたために，他の疾患はないと自動的に思い込むのは，よくある診断のピットフォールである。

　しかし現実には，先述した「対立仮説の影響」の②と③の区分はあいまいで，厳密なデータとしてわかっていることは少なく，肺塞栓症のように何となく経験値からこの鑑別疾患の組み合わせは「併存が稀だからないだ

ろう」としていることが多い。

まとめ
- 診断推論の診断仮説の検証ステップでは，疑った疾患Dが「あるか/ないか」を考え，「ベイズの定理」を適用してDである確率の上げ下げを行っていく（単一診断仮説モデル，またはD vs $\bar{D}$モデル）。
- このモデルを利用して1つの診断仮説の除外だけをめざすと，いつまでたってもその仮説は否定できないという心理状態に陥りやすい。
- 複数の鑑別仮説を検討するには，ある程度鑑別診断の数を減らしたところで並列にしてみて他の仮説と比べ，どれの可能性が高いかという思考に移行する必要がある。
- ジェネラリストの診断推論には複数仮説並列モデルの考え方が特に重要となる。

文献

1) Gillies D：確率の哲学理論. 中山智香子, 訳. 日本経済評論社, 2004.
2) Christopher Study Investigators：Effectiveness of managing suspected pulmonary embolism using an algorithm combining clinical probability, D-dimer testing, and computed tomography. JAMA. 2006;295(2):172-9.

column 8 アドバンストステップの推論の話題

除外診断はどこまで仮説の可能性を下げるべきか

鑑別仮説で，criticalな疾患を除外するのは診断推論の基本であるが，どれくらい確率が低くなったら仮説を捨てるか，除外診断の閾値をどこに設定するかは常に悩ましい。

症例 1	38歳，男性
主訴	胸痛
現病歴	2週間前，腰椎椎間板ヘルニアで手術。術後痛みのため動けず3～4日ベッド上で安静。その後，歩行を開始しリハビリを行っていた。入院前日，起床時に，右側胸部に軽い痛みが出現。しだいに背中にも痛みが広がり，吸気時に痛みがひどくなった。同日，夕方から呼吸困難が出現し，起坐呼吸となったがその後軽快した。翌日，胸痛と呼吸困難が再増悪した。
身体所見	BP：136/67mmHg，HR：81，RR：18，BT：37.3℃，SpO$_2$：94%（RA），意識清明，身体所見上は異常認めず。

肺塞栓が疑われる症例だが，心電図，胸部X線像に異常なく，造影CT，下肢静脈エコーでも，肺塞栓，深部静脈血栓を疑う所見はなかった。

通常は，ここまで肺塞栓は除外したとするが，Wells criteriaで検査前確率を推定し，造影CT陰性の所見と併せて検査後確率を計算すると，10%程度になる（**表1**）[1]。

除外診断の閾値を10%に設定するということは，検査後に肺塞栓症で

表1 肺塞栓症を推定する clinical prediction rule (Wells criteria)

深部静脈血栓症の臨床症状（下肢浮腫, 圧痛）	3.0
肺塞栓症以外の診断が考えにくい	3.0
心拍数＞100回／分	1.5
最近4週以内のベッドレスト（3日以上）または手術	1.5
深部静脈血栓症もしくは肺塞栓症の既往	1.5
喀血	1.0
悪性腫瘍	1.0

肺塞栓症らしい	＞4.0
肺塞栓症らしくない	≦4.0

（文献1より作成）

ある確率が10％あることを許容するということである。古い研究だが, 肺塞栓を無治療で放置した場合の死亡率が30％というデータがあり[2], これを使って除外診断の閾値ごとに死亡率を計算すると**表2**のようになる。**症例1**と同じような患者が100人いるとして, 除外診断の閾値を10％にすると10人は肺塞栓であるにもかかわらず除外され, そのうち30％が死亡するので100人のうち3人が死亡することになる。

　この死亡率でやむをえずとして受け入れるかどうかは, 臨床医それぞれの価値観による。誰にとってもこれでOKという閾値はなく, もっと死亡率を低いところまで下げないと許容できないという考えは当然出てくるだろう。ただし, 検査をしつこくすれば肺塞栓の事後確率をゼロにできるかというとそうでもない。肺塞栓に対するゴールドスタンダードは肺血管造影だが, 肺血管造影陰性であっても, そのうちの1％は6カ月のフォローアップ中に肺塞栓を発症したという報告がある。また動物実験では, 肺血管造影の末梢肺塞栓への感度はそれほど高くない（88％前後）とされており, 肺血管造影陰性でも肺塞栓は100％否定できず, 1％程度の見逃しは起こるようである[3]。

　実現可能な最も低い閾値は事後確率1％であるが, これの達成には疑い症例の全例に肺血管造影を行わねばならず, 実際的ではない。また, 逆に

表2 検査（除外診断）の閾値と死亡人数の予想

閾値（検査後確率，%）	死　亡
20	6人死亡／100人＝6%
10	3人死亡／100人＝3%
5	1.5人死亡／100人＝1.5%
3	約1人死亡／100人＝1%
1	0.3人死亡／100人＝0.3%
0	0人死亡／100人＝0%

肺塞栓無治療の場合の死亡率を30%として計算

肺血管造影の合併症死亡率が最大0.3%程度とされているのでこちらが問題になってくる。

　もちろん，上述のように計算に使った数値自体にはブレがあるが，結局のところ，多くの疾患でどんな検査を持ってきても検査後確率を完全にゼロにすることは難しいという現実がある。多くの場合，許容しうるリスクのラインを決めて，それ以下であれば除外したとするしかない。

── 勇気と覚悟

　初心者にはcriticalな疾患を除外する原則を教えなければならず，修行の過程では除外のための検査がある程度多くなることもやむをえないだろう。しかし，除外のための検査を多くして可能性を下げるのは気分が楽かもしれないが，10年目，20年目の臨床医が研修医と同じ診断推論をしていてよいのだろうか。

　上述のように，いくら検査をしても現実には事後確率はゼロにはならない。現実には，（システム1の助けを借りながら）もっと手前のどこかで，その診断仮説を除外したとして捨て去ることを，勇気と覚悟を持ってリスクを受け入れるようになりたいものである。そうしなければ検査が多くなってどうしようもない。

column

科学的に正しい診断は至上の価値だろうか？

　近代医学は，19世紀以来伝統的に「正しい診断」に価値を置いてきた。病歴，身体所見，検査と進んで，できるだけ科学的に正しい診断をつける。診断がついたら（病名が決まったら）その病気に対する治療を行う。これは，「病気には特定できるはっきりとした原因がある」「治療によって病気の原因を除去することができる」「病気の原因を取り除くことによって病気を治すことができる」というような考え方で病気をとらえる，生物医学的モデル（biomedical model）が背景になっている。

　「病気があれば必ず原因が存在する」「原因を除去すれば治療ができる」という前提があるため，「診断は必ずつけなければならない」「診断がつけば必ず治療しなければならない」という義務感を強いやすいのも事実である。このため「なぜ，肺炎に抗菌薬治療を行うのか？」「肺炎だから」というトートロジーに陥りやすい。

　一方，最近では患者のアウトカムを良くすることが臨床医学の目的であるという考え方もだんだん一般的になってきた。患者にとって切実なのは，①Death（死亡），②Disease（illness；疾病，病気），③Discomfort（不快），④Disability（機能障害），⑤Dissatisfaction（不満足）の5Dのアウトカムが良くなる（減る）ことである。これらは患者中心のアウトカムと呼ばれる。この中でもアウトカムが生死で分かれる治療，すなわち治療すれば救命でき，治療しなければ死亡するような場合には異論は少ないが，「不快」「機能障害」「不満足」には価値観が濃厚にからむので人によって意見が異なってくる。

　── 治療開始の閾値

　生物医学的モデルに従えば，診断に関して事後確率は高いほどよいことになる。そのほうが正確な診断と見なせるからである。私たち医療者は生物医学的モデルにどっぷりつかってきたので，どうしてもできるだけ科学的に正しい診断をしなければならないと考えやすいし，検査後確率を高められる検査があるのに，あえてしないことに後ろめたさを感じる。

これに対してアウトカムを中心に据える考え方では，患者が望むアウトカムを達成するにはどんな治療をするかをまず考え，次にその治療をするためにはどれくらいその疾患の可能性が高かったらよいか（事後確率がどれくらい高くなったらその治療に踏み切れるか）という，発想を逆転させた考え方をする。この概念から導き出される事後確率は「治療開始の閾値」と呼ばれ，治療の利益と不利益の兼ね合いによって決定される。

　利益が大きく不利益が小さい治療の閾値は低く，利益に比べて不利益が大きい治療の閾値は高くなる。たとえば，癌の手術療法は不利益（侵襲）が大きいので治療開始の閾値が高く，高い事後確率を求められる。一方，胃食道逆流症（GERD）が疑われても，必ずしも内視鏡で確定診断をせずに，臨床診断のみでプロトンポンプ阻害薬を投与することはよく行われる。プロトンポンプ阻害薬の副作用において深刻なものの頻度は低く，治療開始の閾値が低いためである。

　画像で異常が見つかり癌が疑われるケースであっても，寝たきりの高齢者で，最初から手術・化学療法など，侵襲性の強い治療は行わないと意思決定している状況であれば，それ以上の侵襲的検査を行わずに緩和治療を始めるというのも取りうるオプションである。

　時には，こうして大枠を考えてみると，必ず検査をして事後確率を高めなければならないという強迫観念から逃れてうしろめたさが減り，診療が楽になるかもしれない。

■ 文 献

1) Christopher Study Investigators：Effectiveness of managing suspected pulmonary embolism using an algorithm combining clinical probability, D-dimer testing, and computed tomography. JAMA. 2006；295(2)：172-9.
2) Dalen JE, et al：Natural history of pulmonary embolism. Prog Cardiovasc Dis. 1975；17(4)：259-70.
3) Riedel M：Diagnosing pulmonary embolism. Postgrad Med J. 2004；80(944)：309-19.

5章 診断推論のフレームワーク

1 Pivot & cluster strategy (PCS)

診断推論のフレームワーク

　フレームワークとは，物事の運用や意思決定を行う際に基礎となるある程度のまとまりを持った規則，構造，アイデア，考え方などの集まりのようなものである．問題解決の手順をまとめて，様々な対象に共通して用いることができるようにした思考の「型」や「枠組み」とも言える．

　ビジネス分野のフレームワークでは，業務改善のためのPDCA，ロジカルシンキングのためのMECE (mutually exclusive and collectively exhaustive；漏れなくダブリなく) などが有名である[1]．医学の領域では，OPQRSTやSQによるゲシュタルトのとらえ方などもフレームワークと呼んでよいだろう．

　これらの枠組みは意識しにくいものであるが，達人が何気なく簡単そうにやっていることの裏には優れた枠組みが存在する．残念なことにこれらの枠組みの多くは言語化されておらず，経験を積んだ達人がいなくなれば継承されずに消えてしまう．他人が利用できるものにするには言語化して，伝達，学習できるようにしなければならず，あえてフレームワークとして仕立て上げる意義はここにある．

　フレームワークは，今日学習して明日からすぐに使いこなせるようにはならず，ある程度努力して繰り返し練習する必要がある．そのため，初心者がフレームワークを使いこなすのは少ししんどいことだろう．それより

は，「市中肺炎の症状の特徴，原因菌，検査所見，治療」などのような，ひとまとまりになった疾患個別的な知識のセット（疾患スクリプト）を覚えたり，「この病気にはこうやりなさい」という病気別のガイドライン的な知識を吸収するのに精一杯かもしれない．

　しかし，即効性はなくとも大局的に見る枠組みを理解して身につけるのはとても大事で，意識して適用することによって，知識の使い方，運用がうまくなる．もちろん，臨床能力を鍛えるには症例をなるべく多く経験するのが基本だが，枠組みがあると個別に1つひとつ知識を覚えていくよりも，物事の習得過程が効率的になる．良い枠組みを導入することで，自分の臨床行動に自覚的になり，修正，応用できるようになる．優れた枠組みの土台の上で努力することで，教えられたことに従って作業するステージから創造的に考えるステージに進み，そのうちに枠組みを自分なりに改変できるようになる．

　したがって，意識してフレームワークを利用するのとしないのとでは5年，10年の長いスパンで見れば，臨床医としての力に大きな違いが生まれるだろう．さらに，常に完成されてまとまった枠組みが世の中に存在するとは限らず，医療を取り巻く環境が変化すればこれまでとは違った新しい枠組みが必要になるため，自分で必要なフレームワークをまとめてつくり出せるようになれば達人のレベルに到達したと言える．

　志水は診断推論の思考法を分類し，フレームワーク化してまとめているが[2]，この5章では，そのうちでも特に重要でよく使うpivot & cluster strategyとhorizontal-vertical tracingを取り上げ，症例に適用するプロセスを解説する．

①pivot & cluster strategy（PCS）

　経験を積んだ臨床医は，直感（システム1）と推論（システム2）を組み合わせた診断推論プロセスを意識せずに使っている．これは，プロセス全部をシステム2で行うよりも時間と労力が少なくてすみ，直感につきものの

エラーに対するセーフティーネットにもなる診断推論の思考法である。志水は，この思考法をpivot & cluster strategyと名づけている[2)3)]。

PCSは，pivot（軸）となる診断仮説に「似て非なる」疾患をいくつか想起して，これらのcluster（群れ）を鑑別していく診断推論のフレームワークである（図1）。

―― pivot（軸）

患者を診たときにひらめいたとする。これは直感（システム1）がmost likelyな診断仮説を挙げているので，これを診断推論のpivot（軸）にする。

―― cluster（群れ）

システム1が挙げてきた診断仮説は，自分の経験から形成されたゲシュタルトに一番近い（似ている）疾患のはずであり，多くの場合は正しい。ただし，システム1は様々なバイアスの影響を受けやすいので，たとえば，イルカをサメと認識するなど，似ているが間違ったものが挙がってくる危険からは逃れられない。システム1は意識でコントロールできず自動的に働くので，ここで間違えないように努力しても間違えないようにするのは難しい。そこで，浮かび上がった診断仮説を軸にして，似ているが異なる疾患を特に意識的かつ重点的に想起し除外していく。

言わばmost likelyの一点買いにするのではなく，保険をかけるように似た対象を押さえて脇を固めていく。このフレームによって，速くて楽だが時に誤るシステム1（直感）と，間違いは少ないが遅くて労力を要し非効

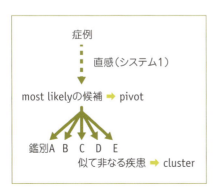

図1 pivot & cluster strategyの概念

率なシステム2(推論)の弱点を相互に補い合う診断推論が可能になる。2章1図3(☞p11参照)の写真の例で言えば、ブタやアナグマなど、一番近いと思われるものが意識上に思い浮かぶので、自然にそれとの違いを検討するだろう。このプロセスをもう少し体系的にしたのがPCSである。

　なお、システム1が挙げてきたmost likelyといっても、「どんぴしゃこれ」「たぶん、この疾患の仲間」「なんだかよくわからんがこれか」など、自分の中の確信の度合いには絶対的な自信がある場合から、まったく自信がない場合までグラデーションがある。これは、理屈ではなく「そう見える」「そう感じる」というような感覚に近いものである。自信がない場合や違和感を覚える場合は「はずれ」であることが多いので、pivotでごり押しするのではなく、clusterの鑑別の幅を少し広くとってしっかり検討したい。

　また、「似て非なるcluster」の中でも、治療法が異なる疾患、見逃してはならない疾患は特に注意して鑑別する必要がある。たとえば、急性胆囊炎と急性胆管炎は一見似ているが、前者の治療法は胆囊摘出術または胆囊ドレナージ、後者は胆道ドレナージ(内視鏡的胆管ドレナージ、経皮経肝胆管ドレナージなど)であり、それぞれ治療のアプローチが異なるので区別しなければならない。また、悪性リンパ腫のcluster疾患には、血管炎症候群、肺外結核などがあり、これらは、それぞれ特異的な治療法が異なり、かつ見逃し不可のcriticalな疾患である。

②PCSフレームワーク―症例への当てはめ

症例 1	20歳、男性
主訴	発熱
現病歴	入院約1カ月前に38℃の発熱あり。クラビット®、ロキソニン®を処方され一時解熱したが、2週間前から再び、38～39℃の発熱、右胸痛、顔面の紅斑が出現。右手首、左右肘の関節痛も出没した。同時期から口内炎が多発するようになった。

既往歴	特になし。
身体所見	顔面の紅斑以外に異常所見なし（図2）。
検査所見	軽度の汎血球減少，異型リンパ球，AST/ALT/LDH軽度上昇，尿潜血・蛋白尿を認める（表1）。

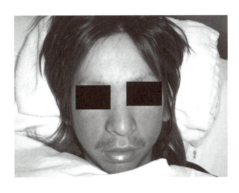

図2　症例1の顔面紅斑

表1　症例1の血液・尿検査所見

血算		
WBC	2,000	/μL
Neut	54	%
Lymph	36	%
Mono	4	%
Eos	0	%
Baso	0	%
Atyp. Lymph	6	%
RBC	422	×10⁴/μL
Hb	11.9	g/dL
MCV	81.5	fl
MCHC	28.2	%
Plt	7.4	×10⁴/μL

生化学		
TP	6.41	g/dL
Alb	3.30	g/dL
CK	74	U/L
AST	59	**U/L**
ALT	64	**U/L**
LDH	321	**U/L**
ALP	200	U/L
γ-GTP	40	U/L
Cre	1.13	mg/dL
BUN	20.4	mg/dL
Na	141	mmol/L
K	4.5	mmol/L
Cl	108	mmol/L
T-Bil	0.87	mg/dL
Glu	84	mg/dL
CRP	0.2未満	mg/dL

尿		
定性		
潜血	**(3+)**	
尿蛋白	**(4+)**	
沈渣		
RBC	10〜19	HPF
WBC	1〜4	HPF
硝子円柱	1〜4	HPF

筆者がこの症例を初診で診たときには，かなりの確信度でヒトパルボウイルスB19感染症だろうと感じた．

　PCSのフレームに従って，似て非なるcluster疾患を検討してみると，鑑別候補には図3の疾患が挙がる．これらの中で，SLEのゲシュタルト（表2）[4]はヒトパルボウイルスB19感染症のゲシュタルト（図4）と非常によく似ていることがわかる．

　この時点で既にSLEの診断項目を4項目以上満たしているが，SLEとの鑑別のために追加した検査で，抗核抗体・抗dsDNA抗体・抗Sm抗体の陽性，血清補体低下，胸部X線で右側に少量の胸水（漿膜炎）が確認され，SLEと最終診断した．抗ヒトパルボウイルスB19-IgM抗体は陰性であった．

　振り返ってみると，「発熱」「顔面紅斑」「関節痛」「血球減少（特に白血球，血小板）」のキーワードをピックアップしてシステム1が働いたと思われるが，これらのキーワードは，パルボウイルスB19とSLEで共通である．

　この症例を診る少し前に，成人のヒトパルボウイルスB19感染症を数例続いて経験し，印象深かったことがavailability biasとして作用していると内省された．さらに，ヒトパルボウイルスB19感染症の主な感染源は幼児であるが，20歳前後の男性は幼児との接触が少ない世代であること，血尿・蛋白尿は通常ヒトパルボウイルスB19感染症ではみられない所見で

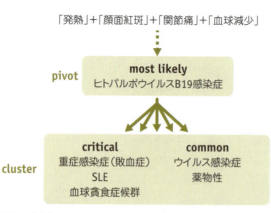

図3　症例1のPCS

表2 SLEの病像(米国リウマチ学会によるSLE分類のための1997年改訂基準)

1. **頬部紅斑**
2. ディスコイド疹
3. 光線過敏症
4. **口腔潰瘍**
5. **非びらん性関節炎**
6. 漿膜炎：a) 胸膜炎 　　　　 b) 心膜炎
7. 腎障害：a) 0.5g/日以上または+++以上の持続性**蛋白尿** 　　　　 b) 細胞性円柱
8. 神経障害：a) 痙攣 　　　　　 b) 精神障害
9. 血液異常：a) 溶血性貧血 　　　　　 b) **白血球減少症**（＜4,000/μL） 　　　　　 c) リンパ球減少症（＜1,500/μL） 　　　　　 d) **血小板減少症**（＜100,000/μL）
10. 免疫異常：a) 抗二本鎖DNA抗体陽性 　　　　　　b) 抗Sm抗体陽性 　　　　　　c) 抗リン脂質抗体陽性（以下のいずれかによる） 　　　　　　　1) IgGまたはIgM抗カルジオリピン抗体の異常値 　　　　　　　2) ループス抗凝固因子陽性 　　　　　　　3) 梅毒血清反応生物学的偽陽性
11. 抗核抗体陽性

- 臨床研究で患者を同定するためには，任意の観察期間中，同時にあるいは経時的に11項目中いずれかの4項目以上が存在すれば，その患者がSLEであると言える
- 太字＆色字の症候は，ヒトパルボウイルスB19感染症の症候と類似するもの

（文献4より作成）

あること，最初の直感に当てはまらない情報，所見は拾っていないことなど，confirmation biasも働いていることが自覚できた。

　このように，PCSを意識して使用することでピットフォールを回避できる。初心者はmost likelyがひらめかないが，ベテランでも経験の少ない疾患，自分の苦手な領域ではひらめかないことがある。この場合は，初心にかえってシステム2（推論）に従って分析的に広く診断推論を行わざるをえない。システム1（直感）が働かず，most likelyが出てこないと使えな

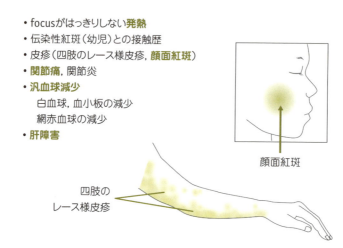

図4 ヒトパルボウイルスB19感染症の病像
太字&色字の症候は，SLEの症候と共通するもの

いという意味で，PCSは初心者よりも中級者以上向けの診断推論フレームワークと言える。

> **まとめ**
> ➡ PCSは，多くの経験ある臨床医が意識せずに使用している診断推論フレームワークである。
> ➡ フレームワークを意識して使用することでピットフォールを回避できる。

■文献

1) 山田案稜：考える仕事がスイスイ進む「フレームワーク」のきほん．翔泳社，2014, p12-3.
2) 志水太郎：診断戦略―診断力向上のためのアートとサイエンス．医学書院，2014, p58-65.
3) Shimizu T, et al：Pivot and cluster strategy：a preventive measure against diagnostic errors. Int J Gen Med. 2012；5：917-21.
4) Hochberg MC：Updating the American College of Rheumatology revised criteria for the classification of systemic lupus erythematosus. Arthritis Rheum. 1997；40(9)：1725.

2 Horizontal-vertical tracing (HVT)

　鑑別診断の想起は心理的負担が大きな思考作業なので，何らかの関連性につなげて芋づる式に連想できると楽である．解剖学部位や疾患分類の語呂合わせに関連づけて系統的に想起する工夫と同様に，このフレームワークは，診断仮説の合併病態と原因・リスクにつなげて連想する想起法である．疑わしい診断仮説が存在する場合には，ベタに系統的に想起するよりも，仮説とより関連が深いものが挙がってくるため，効率的な想起ができる．

　志水は，これをhorizontal-vertical tracing (HVT) と名づけているが[1]，ベテラン臨床医であれば鑑別診断を想起したり，仮説を病態生理学的に検証する際に，特に意識せずこのフレームワークの助けを借りていると考えられる．

horizontal tracing

　疑った疾患（診断仮説）に合併しやすい疾患・病態を連想する．合併症が横並びしているイメージを水平方向に想起するのにたとえている．まだ確定診断がついておらず，診断途中の場合には，診断仮説の疾患に合併する病態が存在することを確認すれば，診断の傍証になる．また，既に確定診断がついているときには，その疾患を持つ患者にこれから起こりやすい状況を予測する助けとなりマネジメントに役立つ．

vertical tracing

　疑った疾患の原因やリスクになる疾患・病態を連想する。原因・結果の縦並びのイメージで鉛直方向の想起である。原因，リスクになる疾患・病態の存在は疑った診断仮説の可能性を高くする。

　この両者を組み合わせて，鑑別診断想起の労力を軽減し，想起し忘れを防ぐことができる。また，診断のためにどんな情報をとるべきかの参考になる。

HVTフレームワーク―症例への当てはめ

症例 1	27歳，男性
主訴	両膝痛，右足痛
経過	約1週間前，右膝の違和感が出現し，右足首から足背の痛み，両膝痛（右＞左），右臀部の痛みと症状が進行した。2〜3日前から，右足の痛みはやや軽快したが，右膝痛と右臀部痛のため，歩行困難である。ロキソプロフェンを処方されたが，痛みの軽快なし。昨日から左膝の痛みがさらに増強して救急外来を受診した。
身体所見	38.9℃の発熱と，膝関節（左＞右），右足踵関節に圧痛，腫脹，熱感が認められた。右臀部には，動作時の痛みが認められた。

　症例1では両膝関節，右足踵関節と，おそらく仙腸関節にも関節炎が発症している。急性発症の寡関節炎であり，「細菌性関節炎」「痛風・偽痛風」「慢性多関節炎の初期」「反応性関節炎」などが鑑別診断の対象となる（**表1**）。若年者の下肢の大関節中心，非対称性関節炎という特徴から，この中でも反応性関節炎がかなり強く疑われる。

表1　関節炎の鑑別診断

	単/寡関節炎 （1〜3関節）	多関節炎 （4関節以上）
急性	細菌性関節炎（非淋菌性，淋菌性） 痛風・偽痛風 外傷性関節炎 反応性関節炎	ウイルス性関節炎 細菌性関節炎 慢性多関節炎の初期
慢性	結核性関節炎 骨壊死 慢性多関節炎の初期 変形性関節症	関節リウマチ SLE 他の膠原病 変形性関節症

①思考プロセス

　反応性関節炎が診断仮説として挙がった。反応性関節炎の原因やリスクになる疾患・病態を考えてみると（vertical tracing），クラミジア感染症，細菌性下痢症が代表的である。患者は往々にして，自分の病気と関係ないと思っている症状については語ってくれない。特に尿道炎のような性感染が絡む微妙な情報は，通常は患者から自発的には申告されることがないので，積極的に聞き出す努力が必要である。

　先行する尿道炎，下痢の症状について尋ねてみると，数日前から残尿感，排尿時痛があり，下着が尿道からの分泌物で汚れるという自覚もあった。先行する下痢症状はなかった。

　患者は尿道炎に罹患しているようである。尿道炎の原因はクラミジアと淋菌が最も多く，risky sexual behaviorをリスクとする性感染症である。もし，1つの性感染症に罹患していれば，ベースにrisky sexual behaviorがあることが示唆され，同時に他の性感染症にも罹患している可能性が高くなる（性感染症のvertical tracing）。

　そこで，さらに聞き出すとcommercial sex workerを含む不特定多数の異性との性交渉があり，risky sexual behaviorであった。

　もともとは，反応性関節炎の疑いからクラミジア感染症を考えたが，そのほかにも淋菌感染，HIV，梅毒，B型肝炎など性感染症のスクリーニン

グも必要になる（横並びのhorizontal tracing）。

　尿道分泌物のグラム染色では，白血球に貪食されたグラム陰性球菌が陽性で，淋菌性尿道炎の疑いが強くなった。これは意外ではなく，上記の理由でクラミジア尿道炎と淋菌性尿道炎の合併はよくみられることである。また，淋菌性尿道炎には淋菌性関節炎を合併することがあるので，臨床像からは反応性関節炎を疑っていても，細菌性関節炎（特に播種性淋菌性関節炎）の除外のため，関節穿刺検査，血液培養は必須である（淋菌感染症のhorizontal tracing）。

②検査結果

　尿道分泌物の培養では*Neisseria gonorrhoeae*が同定され，PCRでは*Chlamydia trachomatis* DNAが陽性であったが，左膝関節穿刺液のグラム染色，培養は陰性で，血液培養も陰性であった（**表2**）。

③最終診断

　(1)淋菌性尿道炎（播種性関節炎合併なし），(2)クラミジア尿道炎，(3)反応性関節炎の最終診断となった。抗菌薬治療により尿道炎は改善し，反応性関節炎はNSAIDsでコントロールされて軽快治癒した。

── 病態・合併症　横と縦のつながり

　horizontal（合併症）とvertical（リスク・原因）の両方向に広げて病態

表2　症例1の検査結果

- 血液検査：WBC 12,100/μL, CRP 7.22mg/dL以外に異常所見認めず
- 梅毒血清反応（−），HIV抗体（−），HBs抗原（−）
- RF陰性，抗CCP抗体陰性
- 尿検査：RBC 1〜4/HPF, WBC 100/HPF
- 血液培養：2セット（−）
- 左膝関節穿刺液：グラム染色，培養；（−）
- 尿道分泌物：グラム染色，グラム陰性球菌（+），培養：*Neisseria gonorrhoeae*（+），PCR：*Chlamydia trachomatis* DNA（+）

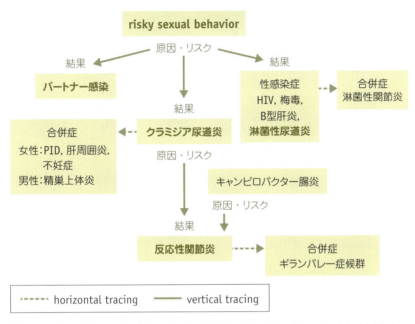

図1 horizontal-vertical tracingによる合併症，原因，リスクの連想（症例1）
太字&色字は今回みられたもの

のつながりを考えてみると，実に多くのことを考慮すべき症例であることがわかる（図1）。目に見えるものだけにとらわれていると，隠れている病態や合併症を見逃すかもしれず，HVTのフレームワークはその対策に有用である。

───反応性関節炎の病像

クラミジアによる尿道炎・子宮頸管，サルモネラ，赤痢，エルシニア，キャンピロバクターなどによる細菌性下痢感染後に，脊椎関節症（無菌性関節炎），結膜炎などを発症する。若年成人に好発する。

　関節症は，末梢関節炎，仙腸関節炎，腱付着部炎を呈する。関節炎は主に下肢の大関節に多く認められ，非対称性で比較的少数の関節に起こることが多い。仙腸関節炎があれば腰部〜臀部の痛みを生じる。腱付着部炎はアキレス腱が踵の骨に付着する部位に多い。

―― クラミジア尿道炎（男性）の病像[2]

尿道口からの膿性分泌物が主な症状である。非淋菌性尿道炎の中で *Chlamydia trachomatis* を原因とするものが最も多い。また，淋菌性尿道炎との混合感染が多い。診断は，主に分泌物の核酸増幅検査（PCRなど）による。精巣上体炎（片側陰囊の腫脹，疼痛）を合併する。

―― 淋菌性尿道炎（男性）の病像[2]

クラミジア尿道炎よりも，性行為から発症までの潜伏期間が短く急性発症の傾向があり，排尿痛，膿性分泌物の症状も強いとされるが，混合感染では区別がつきにくい。

診断は，グラム染色（グラム陰性双球菌の白血球による貪食像），培養（特殊培地が必要），核酸増幅検査（PCRなど）による。淋菌性関節炎を合併する。

―― 淋菌性関節炎の病像[2]

生殖器，直腸，咽頭に感染した淋菌が二次的に播種した播種性淋菌感染症の病態である。初期の菌血症期とその後の化膿性関節炎期の二相からなる。

菌血症期には，非化膿性多関節炎（移動性，左右非対称，四肢末梢，肘，膝に多い）[2]，腱鞘炎，皮疹（小水疱，紅斑，膿痂疹など）が出現する。血液培養陽性，関節液培養陰性である。化膿性関節炎期は，肘，手首，膝，肘関節の化膿性関節炎の病像を示し，関節液培養陽性となる。

> **まとめ**
> ➡ horizontal-vertical tracing のフレームワークによって，疑った疾患に合併しやすい疾患・病態を連想する「水平方向」の想起と，疑った疾患の原因・リスクになる疾患・病態を連想する「鉛直方向」の想起を組み合わせて，鑑別診断想起の労力を軽減し，想起し忘れを防ぐことができる。

■ 文 献

1) 志水太郎：診断戦略―診断力向上のためのアートとサイエンス. 医学書院, 2014, p66-70.
2) 青木 眞：レジデントのための感染症診療マニュアル. 第3版, 医学書院, 2015.

3 Treat／no Treat, Treat／Test／Wait

臨床決断分析から生まれるフレームワーク

　臨床決断分析では定番のフレームワークである。臨床医なら誰もが当たり前に考えているようでいて必ずしもそうでもない考え方で，意識的に認識することで診断を含めた診療の見通しが良くなる利点がある。

　決断分析とは「決断に必要な情報が不足しているか不確実である」などの条件下での，より合理的な意思決定を支援するためのモデルを構築する方法である[1]。決断分析の原理は，決断を行う時点でわかっている情報をもとに，ある選択肢の中から将来得られる利益の期待値を最大にする（もしくはリスクの期待値を最小にする）選択肢を選ぶことである。

①症例
―― 既往歴なく健康な90歳男性に早期胃癌が発見された

　今まで，特に病気をしたこともなく健康であった男性が，心窩部痛を訴え，病院を受診したところ胃内視鏡を施行され，早期胃癌が発見された。
　この状況では，本当に手術をしたほうがよいのか，迷いを感じることも多い。90歳で早期胃癌の手術をしてどれだけ寿命が延びるだろうか。手術のリスクを冒し，患者には大変な思いをさせて手術をするよりも，そのまま見守ったほうが長生きするかもしれない。また，内視鏡的切除をすれば合併症の恐れを少なくできるのではないかという意見もあるだろう。一

方，胃癌は悪性疾患で手術すべき病気なのだから，すべからく手術すべきという考え方をする医師もいるかもしれない。

②決断分析のフレームワーク―Treat／no Treatモデル

Treat／no Treatは，治療の益と害を評価する基本的なフレームワークである。上記のケースで，臨床決断は，「手術する」「手術しない」の二択を選択肢とすると，合併症を含めた手術後の余命と自然余命がトレードオフにある。

図1に最も単純なTreat／no Treat決断分析モデルを示す[2]。決断分析のフローチャートは，臨床的行為から発生するアウトカムまでの経過を，時間軸に沿って左から右に向かって書き表したものである。決断分岐点（図1の□ポイント）では，複数のオプションから1つの選択肢を選択する。偶発分岐点（図1の〇ポイント）では，偶然によっていくつかのアウトカムのうち1つが起こる。

これらのアウトカムは確率的に決定され，人間の意思によって選択することはできない。各選択肢から発生する最終的なアウトカムを「価値づけ」して，効用（utility）として割り当てる。

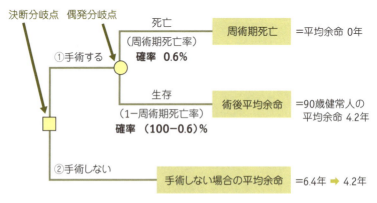

図1 90歳早期胃癌の決断分析モデル （文献2より作成）

「価値づけ」の意味は，患者の好みを反映させるということである．価値は，広く受け入れられる客観的なもの〔たとえば，平均余命（life expectancy）〕でも，主観的なもの〔たとえば，生活の質（quality of life；QOL）〕でもよいが，数字で表されるものでなければならない．価値づけされたアウトカム（効用）に，それが発生する確率をかけると期待値〔期待効用（expected utility；EU）〕が計算できる．EUが最も大きい選択肢が最も価値の高い選択肢となる．

このモデルにデータを入れて分析する．

---期待効果（EU）の算出
①早期胃癌の周術期死亡率：複数の文献の平均値から0.6％
②90歳男性の平均余命：厚生労働省が公表している第21回生命表（2010年）から4.2年
③早期胃癌を手術しなかった場合の余命：中央値77ヵ月＝6.4年[3]
④「手術する」のEU＝4.2×0.994＝4.17年
⑤「手術しない」のEU＝6.4年

手術しない場合が，90歳健常人の平均余命を超えるとするのは不自然なので，手術しない場合の平均余命はEU＝4.2年となる．

高齢患者では，手術によって得られる平均余命の利得が小さく，手術をしないほうがわずかに予後は良いか，ほとんど同等のようである．症例で感じた「90歳で早期胃癌手術？」というモヤモヤした疑問を支持する結果となっている．

もちろん，①データの数値はピンポイントで正確なものではなく誤差を含む，②データはあくまで集団の平均であって個人の余命を正確に予測できない（たとえば，早期胃癌を手術しなかった場合の余命は中央値77ヵ月であるが，12ヵ月から90ヵ月までかなりばらつきがある），③周術期死亡率の報告は古い文献が多く，現在ではもっと低いと予想される（ただし，超高齢者は対象に含まれていない）など，不確実性を伴うので，決断分析

ではデータに幅を持たせて動かして，結論が変化しないか確かめる感受性分析を行う．

上記のモデルは，余命のみに注目した最も単純なモデルである．これくらい単純であると細かい分析をしなくてもほぼ直感的に判定できるが，実際には，超高齢者に侵襲の大きな手術をしたら体力が落ちて健常人の平均余命よりも短くなるだろうとか，胃切の結果，低下した術後のQOLも考慮に入れるべきではないかとか，いろいろな視点や価値観が絡んでくるのでそれらを反映させるともっと複雑なモデルになる．

図2[4]は，図1のモデルを一般化して複雑にしたTreat/no Treatモデルで，治療をするか/しないかのどちらの選択肢が優れるかを比較するものである．複数の治療を比較したい場合は，さらに治療の選択肢が増えて複雑になる．

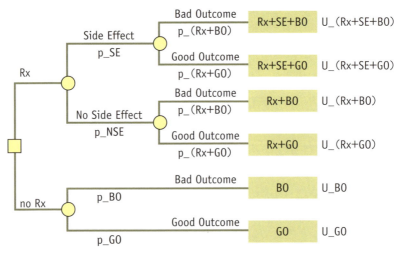

図2　Treat／no Treatモデル
Rx：治療する，no Rx：治療しない，p_：アウトカムが発生する確率，U_：アウトカムの効果，SE：副作用，BO：アウトカム悪，GO：アウトカム良

（文献4より引用）

「アドバンストステップの推論の話題」(コラム8 ☞p168〜参照)で述べたように，生物医学的モデル(biomedical model)は「①病気があれば原因が存在し，②原因を除去すれば治癒できる」という前提があるため，病気の疑いがあればその原因について診断をつけ，病気が確定すれば必ず治療しなければならないという流れに，無意識のうちになりやすい。

最近ではEBM(evidence-based medicine)が台頭して，もう少し実証的に治療の益と害をしっかり評価・比較して，益が害を上回るときに治療をするべきというアウトカムを重視しようという考え方が一般的になってきているが，Treat/no Treatモデルはその基本となるフレームワークである。これによって，「病気があるから治療する」という自動思考から逃れることができる。

③決断分析のフレームワーク―Treat／Test／Waitモデル

図3はTreat／Test／Waitモデルで，①検査を行わずに最初から治療する，②検査をしてその結果で治療する／しないを決める，③治療しないで経過観察する，の3つの選択肢を比較するものである。このフレームワークは，実際の診療行為の本質的な要素を含んだ現実の縮図と言える。

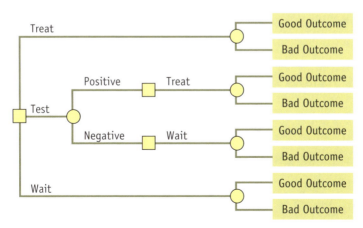

図3　Treat／Test／Waitモデル

しかし，決断分析が医学に取り入れられてから時間が経過しているにもかかわらず（Weinstein著『Clinical Decision Analysis』の刊行は1980年），日常診療ではそれほど応用されていない。この理由については，①モデル構築や分析に手間と時間がかかり，研究としてならまだしも，とても日常的にリアルタイムで，とはいかない，②臨床データが極端に乏しいrareな問題については分析が困難，③価値観や好みを測定（数値化する）方法はいくつか提唱されているが，どれも完全とは言いがたいなどの欠点が挙げられる。

たとえば図4[4)]は，これを巨細胞性動脈炎の診断治療オプションに応用した例で，①経過観察する，②側頭動脈生検の結果に従ってステロイド治療する／しないを決める，③生検せず最初からステロイド治療する，のオプション比較である。側頭動脈生検の偽陰性の問題も絡んで相当複雑になっている。単にフレームワークや考え方として使うのではなく，決断分析自体で現実の臨床的問題に対処しようとすると，これくらい複雑なモデルが必要なことが多い。

また，人間の意思決定にはつじつまの合わない要素が必ず含まれることが指摘されており（限定合理性），いくら好みや価値観を取り込んでも完全に合理的な（あるいは合理的に見える）意思決定に従いたくない場合もあるなどの根源的な問題点もある。

決断分析の本質的な意義

決断分析の本質的な意義は，複雑な現実の臨床的問題を単純化して，最終的に問題が何と何のトレードオフから構成されているのかをわかりやすくして，意思決定を（できる限り根拠と好みに基づきながら）楽にすることである（図5）。

決断分析の考え方は，複雑な臨床の問題を要素に細分化し再構成するトレーニングになる。現実的に取りうるオプションと，その結果起こりう

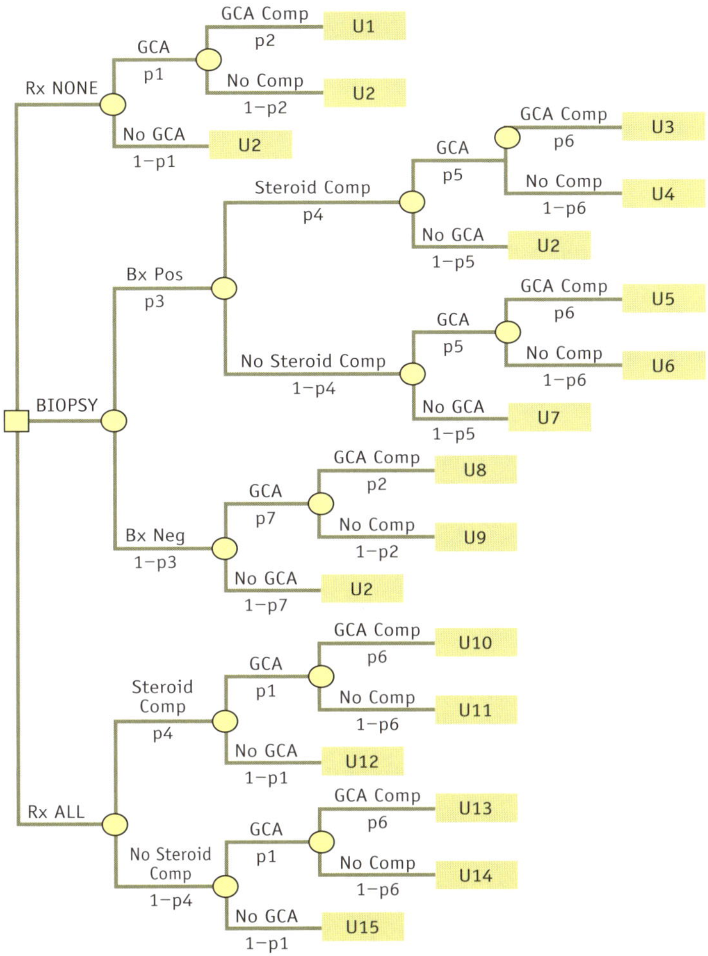

図4 巨細胞性動脈炎診療戦略モデル
GCA:巨細胞性動脈炎,Rx NONE:治療しない,BIOPSY:側頭動脈生検,Rx ALL:ステロイド治療する,_Comp:合併症,Bx:biopsy,Pos:positive,Neg:negative
biopsy positiveであればステロイド治療する,biopsy negativeであればステロイド治療しないと仮定する

(文献4より引用)

る主要なアウトカムを検討する思考の枠組みができる結果,臨床的問題に対する見通しが良くなる。言わば大まかな未来図を展開することにもなる

3 Treat/no Treat, Treat/Test/Wait

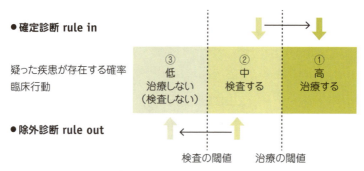

図5 診断仮説の検証プロセス

し，自分が選択しなかった未来の結末をある程度想像することにもなる。また，効用に患者の好み，価値観を取り入れることで，どのオプションが患者の好みを最もよく反映するかを決定することができる。患者自身が自分の医学的問題についての意思決定に積極的に参加できるという点で，本当の意味でのインフォームドコンセント（informed consent）が達成できるのではないだろうか。

これらの利点がある決断分析のフレームワークは，もっと医学教育や医療コミュニケーションの手段として応用されてもよいように思うが，いかがだろうか。

まとめ

- ➡ Treat/no Treatモデルは，治療の益と害を評価する基本的なフレームワークである。
- ➡ Treat/Test/Waitモデルは，実際の診療行為の本質的な要素を含んだフレームワークである。
- ➡ これらに習熟すると現実的に取りうる選択肢，その結果起こりうる主要なアウトカムを検討する思考の枠組みができる。
- ➡ 決断分析は，取りうる選択肢から確率的に発生するアウトカムに価値づけをして，どの選択肢が優れているかを分析して合理的な意思決定を支援するための手法である。

文 献

1) Detsky AS, et al：Primer on medical decision analysis：Part 1--Getting started. Med Decis Making. 1997；17(2)：123-5.
2) 野口善令：臨床疫学・決断科学―決断分析の基礎. JIM. 1997；7(11)：953-7.
3) Tsukuma H, et al：Prospective study of "early" gastric cancer. Int J Cancer. 1983；31(4)：421-6.
4) Detsky AS, et al：Primer on medical decision analysis：Part 2--Building a tree. Med Decis Making. 1997；17(2)：126-35.

6章 診断推論の地雷疾患

1 急性喉頭蓋炎

地雷疾患とは

　昨今は医療にも紛争が付き物になってしまった。診療の結果が不幸なアウトカムになった場合，診断における過誤の有無をめぐって紛争が発生する可能性がある。過去の訴訟内容を検討した文献を見ると，争われた内容で最も多いのは，手術ミスであるが，診断の見逃しや診断の遅れが第2位となっている（**表1**）[1]。医師個人の診断能力が問われているケースがかなり多いと言えそうである。救急領域での診断に関連する医療紛争の病名を見ると，1位は外傷で，2〜6位には，僅差で絞扼性腸閉塞（絞扼性イレウス），急性喉頭蓋炎，くも膜下出血，急性心筋梗塞，急性大動脈解離が並ぶ（**表2**）[2]。これらの疾患は「診断の地雷疾患」と言える。

表1 医療訴訟の訴訟内容とその割合（判例分析数 N＝274）

訴訟内容	%
手術ミス	44
診断の見逃しや診断の遅れ	30
薬剤副作用	18
産科合併症	7
入院中の転倒・転落	1

（文献1より転載）

表2 救急領域の医療訴訟判例(1965～2011年)

訴訟頻度順	疾患または病態	訴訟患者数(n)
1	外傷(腹腔内臓器損傷・心タンポナーデ・脳損傷など)	11人
2	絞扼性腸閉塞(絞扼性イレウス)	7
3	急性喉頭蓋炎	6
4	くも膜下出血	4
5	急性心筋梗塞	3
6	急性大動脈解離	3

(文献2より作成)

地雷疾患の特徴
① 進行が急速,緊急性がある。
② 治療介入のゴールデンタイムがあり,見逃されて治療が遅れるとアウトカムが悪い。
③ 後から見ると診断エラーとアウトカムの関連が素人目にも明らかに見える。
④ criticalでなくcommonな疾患に擬態する。

外傷の診断は,四肢の骨折損傷は目を引くが,外表から損傷の有無がわかりにくい腹腔内臓器損傷,心タンポナーデ,脳損傷など重要臓器の障害の見逃しがトラブルになる。

イレウスは,それ自体の有無の診断はそれほど難しくないが,手術が必要な絞扼性腸閉塞(絞扼性イレウス)なのか,保存的治療で改善が期待できる単純性イレウスかどうかの診断と,手術に踏み切るタイミングの判断の難しさが紛争につながりやすい。

3～6位は,典型的であれば見逃すことはないが,非典型的な症状を呈するケースが意外に多く,見逃しが起こりやすい診断の地雷疾患である。

このうち急性喉頭蓋炎は比較的稀だが,ジェネラルな領域や,プライマリケアに従事していて一生出合わずにすむほど稀ではない。くも膜下出血,急性心筋梗塞,急性大動脈解離は,commonと言ってもよいくらいの頻度がある。ここに番付けされた急性喉頭蓋炎,くも膜下出血,急性心筋梗塞,急性大動脈解離は地雷疾患の横綱格である。

> **地雷疾患で留意すべきこと**
> ①突然発症の激痛は,「裂ける」「破れる」「捻れる」「詰まる」などの病態の特徴。
> ②「重篤なメカニズムの疾患なら痛いはず」という思い込み。
> ③一見「かぜ」に見える,一見「胃腸炎」に見える地雷疾患がある。

この6章では,これら地雷疾患のピットフォールと対策を押さえておこう。

地雷疾患1:急性喉頭蓋炎

喉頭蓋,声門上部とその周辺に炎症をきたす疾患(病態)である。重症例は急激に進行する気道狭窄により窒息する可能性があり,致死的咽頭痛(killer sore throat)のひとつである(表3)。適切に気道確保がなされれば予後は非常に良いが,そうでなければ,死亡,重篤な後遺症(無酸素脳症による植物状態)につながる。

従来,小児に多く成人では稀とされていたが,最近は成人例が増加している。名古屋第二赤十字病院の救急外来でも,軽症,疑い例を含めれば月に1~2例はあり,プライマリケア医,ジェネラリストならば誰もがいつかは出合う可能性のある疾患である。原因微生物は,小児ではヘモフィルス・インフルエンザ菌(*Haemophilus influenzae*)が多いが,成人では多菌種の細菌,ウイルス,両者の混合感染,また異物などの非感染性の原因もあり,原因菌を特定できない場合が多い。

表3 killer sore throat

- 急性喉頭蓋炎
- 扁桃周囲膿瘍/後咽頭膿瘍
- Ludwig's angina(口腔底蜂窩織炎)
- Lemierre's syndrome(感染性血栓性頸静脈炎)
- アナフィラキシー
- 毒素性ショック症候群
- 無顆粒球症(好中球減少性発熱)

①急性喉頭蓋炎のゲシュタルト（病像）[3]
── 小児と成人では病像が異なる（表4）[4]

小児では，呼吸困難，流涎（よだれ），嚥下困難が古典的三徴候である。全身状態は悪く見える。臥位になりたがらず座りたがり，三脚様姿勢（tripod posture；体幹を前傾させて両手を床につき，首を伸ばして，あごを突き出した姿勢）をとるのも特徴的とされる。

成人では，以下の病像が現れやすい。

① 嚥下困難を伴う強い咽頭痛が特徴的である。咽頭痛のために唾液が飲み込めず口外にあふれ出てしまう流涎がみられることがある（タオルでよだれを拭いたり，唾液をはき出したりする行為がみられる）。その割に上咽頭所見は，軽微なことが多い。

② 声の変化もよくみられる。嗄声（かすれたしゃがれ声），含み声（口内にものを含んで発声したような声），くぐもった声，hot potato voice

表4　急性喉頭蓋炎の病像

症状・所見	成人（%）	小児（%）
咽頭痛	91	50
嚥下時痛	82	26
嗄声またはこもった声	79	79
前頸部の圧痛	79	38
咽頭炎の所見	71	73
頸部リンパ節腫脹	55	50
呼吸困難	37	80
声の変化	33	20
stridor	27	80
発熱	26	57
流涎	22	38
咳	15	30
耳痛	6	6

（文献4より作成）

(熱いポテトを口中に入れて発声したような声) などが典型的である。

③感冒様症状で発症することが多く，特に初診時は咽頭炎，いわゆる「かぜ」に見える。

④急激に進行して気道閉塞，窒息に至るケースがある。

⑤身体所見では前頸部の圧痛がみられることが多い。

⑥stridor (ストライダー) は，上気道の通過障害 (閉塞) を示唆する。音響学的にはwheezingと同一である。stridorは頸部で，wheezingは胸部でより強く聴取される。stridorは吸気時に限られるが，wheezingは呼気時のみ (症例の30〜60％) か，呼気吸気の両方 (症例の40〜70％) で発生する[5]。

――診断

喉頭ファイバーによる喉頭所見 (喉頭蓋の発赤，腫脹) の観察が最も確実な診断である (図1[6]，2)。喉頭蓋の発赤，腫脹がなければ急性喉頭蓋炎は除外できる。

検査は患者の状態に応じて選択する必要がある。このケースのように急性喉頭蓋炎と気道緊急の疑いが強い例では，検査時の咽頭絞扼反射などにより急激な気道狭窄をきたすことがあるので，緊急気道確保のスタンバイをして検査に望む。

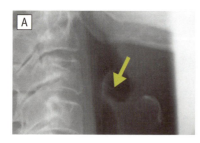

正常喉頭蓋

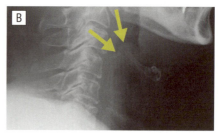

急性口蓋炎の腫脹した喉頭蓋
(thumbprint sign)

図1 頸部側面X線画像

(画像Ⓐ：自施設例，画像Ⓑ：文献6より引用)

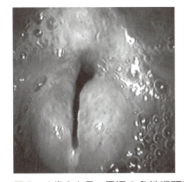 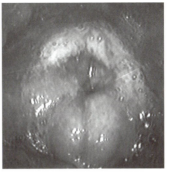

図2　4歳9カ月，男児の急性喉頭蓋炎の喉頭ファイバー所見
喉頭蓋と両側披裂部の著明な腫脹を認める

（星が丘耳鼻咽喉科　永井世里先生ご提供）

　頸部X線写真（軟線撮影）では，喉頭蓋の腫脹を示唆するthumbprint signがみられるが，感度（38～88％），特異度（78％）が低く，信頼性に問題があり必須ではない[7]。安定した，検査前の疑いが低い患者には使えるかもしれないが，これだけで除外するのはリスクがありそうである。むしろ，強く疑えば喉頭ファイバー，気道確保の可能な施設への速やかな移送を考えるべきである。

症例 1	41歳，男性
主訴	呼吸困難
現病歴	2～3日前から声がかすれている感じがした。軽度の咳嗽，痰があり，「かぜ」をひいたと思い市販感冒薬を内服した。受診当日は朝より咽頭痛があり，痛みが徐々にひどくなり，昼は喉の痛みで水も食事もとれなかった。15時頃に呼吸困難が出現して軽快しないため，救急車で来院した。
身体所見	BP：146／85mmHg，HR：104，RR：20，BT：36.7℃，SpO$_2$：94％（RA），意識清明，呼吸音：頸部に吸気時のゼーゼー音聴取，肺野に喘鳴は聴取せず，心音：整，腹部：平坦・軟。

来院後の経過	来院時より喘鳴，嗄声，呼吸困難感著明，呼吸音はstridorであり，呼吸窮迫が持続していた。アドレナリン吸入を行いつつ，耳鼻科医が喉頭ファイバーにて所見を確認したところ，喉頭蓋は発赤，腫脹著明で声門側も腫脹，かつ両披裂部がともに浮腫状に腫脹し，声帯は視認できず，呼気時にわずかに間隙を確認できるのみであった。急性喉頭蓋炎により窒息が切迫している気道緊急と判断して，麻酔科と協働で緊急気道確保を試みた。輪状甲状靭帯穿刺・切開しトラヘルパーを留置し，引き続き手術室で気管切開術を施行した。トラヘルパー留置後は，自発呼吸（換気）可能になり，呼吸困難は軽快した。その後，抗菌薬とステロイド投与を開始し，喉頭所見は徐々に軽快した。気管カニューレを抜去，気管瘻を閉鎖し後遺症なく退院できた。
最終診断	急性喉頭蓋炎

　このケースは，危機一髪で気道確保に成功して救命しえたケースである。来院がもう少し遅れていたら，あるいは緊急気道確保の手技にもたつきがあれば窒息に至った可能性がある。さらに，発症早期は患者本人も「かぜ」という認識であり，この時点で初診していた場合，急性上気道炎，咽頭炎などの診断をつけていたら紛争になったかもしれない。そうはいっても発症早期には，咽頭炎と区別がつかないところが急性喉頭蓋炎の「地雷疾患」たる所以である。

②急性喉頭蓋炎訴訟例の検討[8]

　1978（昭和53）年から2003（平成15）年までの13例の医療訴訟例を検討した報告[8]によると，以下の特徴があった。
　①全例が民事訴訟で，刑事訴訟はない。
　②小児例が2例で残りは成人例である。
　③初診時診断は，咽頭炎，急性上気道炎，急性扁桃炎，急性クループなどであるが，2例では急性喉頭蓋炎の診断がつけられていた。
　④初診から気道閉塞までの時間は，1時間20分〜12時間であった。

⑤争点は，診断の過誤，重症度判断の過誤が多く，急性喉頭蓋炎と診断された例では，気道確保手技の適切さが争点となった。
⑥9例が医療側に不利な判決となっている。

③地雷を踏まないために

急性喉頭蓋炎は，①病初期には咽頭炎と区別がつかない，②「かぜ」のように見えて，進行が急速で窒息に至ることがある，③気道緊急になった場合の気道確保が難しい，④患者家族も死亡や重大後遺症を予期していない，などの理由から悪いアウトカムになれば医療紛争になりやすい。

プライマリケアを担当する医師にとっては，commonな咽頭痛を診るときに，急性喉頭蓋炎のかすかな徴候を見出して想起できるかどうかが分かれ目になる。

咽頭痛＝「かぜ」と条件反射的に即断するのではなく，killer sore throatを常に頭の片隅に置いて，咽頭痛のレッドフラッグサインがあれば，急性喉頭蓋炎を想起できるようにしたい（**表5**）。

表5　咽頭痛のレッドフラッグサイン

- 時間単位で急速に進行する咽頭痛
- つばを飲み込めないほどの咽頭痛
- 流涎
- 声の変化
- 前頸部の圧痛
- stridor

[急性喉頭蓋炎のSQ]
- 小児　「呼吸困難」＋「発熱」＋「流涎」＋「stridor」＝急性喉頭蓋炎
- 成人　「咽頭痛」＋「嚥下困難」＋「流涎」＋「前頸部圧痛」＝急性喉頭蓋炎

stridorの存在は，窒息が切迫している気道緊急を示唆する

まとめ

→ 急性喉頭蓋炎は，①病早期には咽頭炎と区別がつかない，②「かぜ」のように見えて，進行が急速で窒息に至ることがある，③気道緊急になった場合の気道確保が難しい，④患者家族も死亡や重大後遺症を予期していない，などの理由から悪いアウトカムになれば医療紛争になりやすい。

→ 咽頭痛に加えて，嚥下困難，流涎，声の変化，呼吸困難，頸部前面の圧痛などがあれば，急性喉頭蓋炎を含めたkiller sore throatを想起し迅速に対処しなければならない。特にstridorの存在は，窒息が切迫している気道緊急を示唆する。

文 献

1) 徳田安春：見逃し判例の分析から言えること．JIM. 2014；24(11)：984-7.
2) 本多ゆみえ，他：本邦における救急領域の医療訴訟の実態と分析．日救急医会誌．2013；24(10)：847-56.
3) 野口善令：あなたも名医！ 不明熱，攻略！ 日本医事新報社，2015, p121.
4) Sack JL, et al：Identifying acute epiglottitis in adults. High degree of awareness, close monitoring are key. Postgrad Med. 2002；112(1)：81-2, 85-6.
5) McGee S：マクギーの身体診断学―エビデンスにもとづくグローバル・スタンダード．改訂第2版（原著第3版）．柴田寿彦，他訳，診断と治療社，2014, p231.
6) Tan CK, et al：Adult epiglottitis. CMAJ. 2007；176(5)：620-620-b.
7) Woods CR：Epiglottitis (supraglottitis)：Clinical features and diagnosis. Morven S Edwards, et al, ed：UpToDate. Waltham, MA：UpToDate Inc.
〔https://www.uptodate.com〕(Accessed on April, 2019)
8) 藤原啓次，他：急性喉頭蓋炎に関する医療訴訟からみた問題点と対策．日耳鼻感染症研会誌．2009；28(1)；233-6.

6章 診断推論の地雷疾患

2 くも膜下出血

地雷疾患2：くも膜下出血

　意識状態の良いくも膜下出血（特に最も頻度が高い脳動脈瘤破裂による）は良い手術適応であり，タイムリーに手術ができれば予後は良いが，頭痛の原因をくも膜下出血と診断できずに，または診断が遅れて破裂脳動脈瘤からの再出血をきたすと死亡率は非常に高くなる。

①くも膜下出血の典型的ゲシュタルト

　「突然の発症」「初めてまたはこれまでで最悪」「発症直後が最強の激しい頭痛」が，くも膜下出血（subarachnoid hemorrhage；SAH）に典型的な症状である。これらの特徴は，雷鳴頭痛（thunderclap headache）と呼ばれる。教科書的には「バットで殴られたような」「人生最悪の」「今までに経験したことのない」などと表現されるが，実際には患者がこのように表現してくれるとは限らない。むしろこれ以外の表現をされることが多いので，頭痛の病歴聴取では，これらの要素を見落とさないように具体的に聞き出さなければならない。

> **くも膜下出血が疑われる症状**
> ①「頭痛が起こった瞬間に何をしていたか？」と尋ねて，「何時何分（場合によっては何秒まで）」または「○○をしようとしたときに」突然頭痛を生じたと覚えていて答えられるときは，突然発症の頭痛である。
> ②もともと頭痛持ちの人が，いつもと違う「いつもはこんなにひどくない」頭痛を自覚した場合は，「初めて」「最悪」と解釈したほうがよい。
> ③1分未満で痛みの強さがピークに達する。一瞬で終わることも1時間〜10日間持続することもあるが，時間経過とともに弱くなっていく。原則的に増悪軽快の波はない。

　随伴症状として，悪心，嘔吐を伴うことがあるが，これらはくも膜下出血に特異的ではないので頭痛の原因の区別はできない。生命に別条のない片頭痛や緊張型頭痛でも悪心，嘔吐を合併する頻度は高い。意識障害，失神，痙攣や，「片目が見にくい」，病側の瞳孔散大，眼球運動障害，眼瞼下垂など動眼神経麻痺を疑う症状を随伴する場合は，criticalな頭蓋内病変の可能性が高くなるのでレッドフラッグサインである（**表1**）[1]。

　くも膜下出血の典型的ゲシュタルトは，**表2**に挙げた要素から構成される。これらの要素が全部そろえば典型例であり，誰もがくも膜下出血を疑い見逃すことはない。しかし，くも膜下出血はしばしば非典型的な発症のしかたをするので見逃しが起こりうる。

表1　頭痛のレッドフラッグサイン

①突然の頭痛
②今まで経験したことがない頭痛
③いつもと様子の異なる頭痛
④頻度と程度が増していく頭痛
⑤50歳以降に初発の頭痛
⑥神経脱落症状を有する頭痛
⑦癌や免疫不全の病態を有する患者の頭痛
⑧精神症状を有する患者の頭痛
⑨発熱・項部硬直・髄膜刺激症状を有する頭痛

（慢性頭痛の診療ガイドライン作成委員会，編：慢性頭痛の診療ガイドライン2013. 医学書院, 2013, p6-8より作成）

表2 くも膜下出血の典型的ゲシュタルト(病像)

- 好発年齢:40〜60歳代
- 「バットで殴られたような」「人生最悪の」突然の激しい頭痛
- 悪心,嘔吐,意識障害,痙攣,失神
- 項部硬直,Kernig徴候
- 動眼神経麻痺
- 頭部CTで,鞍上部周囲の五角形の高吸収域
- 髄液検査で,血性髄液,キサントクロミー

症例 1	85歳,女性
主訴	嘔気,嘔吐
現病歴	生来健康な女性。受診当日の夜までは普段と変わりなく元気であった。20時30分頃から突然,嘔気を訴え,嘔吐しはじめた。嘔吐は持続し,吐物が血液混じりになってきたため,家族が救急車を要請した。頭痛の訴えはなかった。
身体所見	[救急外来到着時のバイタル] BP:120mmHg台,HR:84,RR:22,SpO₂;100%(RA),意識レベル:JCS;I-1,少しぼんやりした感じだが,会話可能,顔面に血性吐物の付着あり。
経過	救急外来で診察中にしだいに意識レベルが低下したため,CTスキャンを施行し,くも膜下出血と診断された(図1)。その後,意識は深昏睡状態となり死亡した。
最終診断	くも膜下出血,上部消化管出血(Mallory-Weiss症候群疑い)

　このケースの経過中は,嘔気・嘔吐が前面に出て,頭痛の訴えはなかった。高齢者の突然の強い嘔気・嘔吐は,むしろ,ACS(急性冠症候群)を疑いたくなる病像である。ACSを示唆する心電図(ECG)異常はなく,意識レベルが悪くなってきたため,これはおかしいということで,くも膜下出血であることが判明した。本例の時間経過がもう少しゆっくりで,くも膜下出血を見逃していたら,大きなトラブルになった可能性がある。

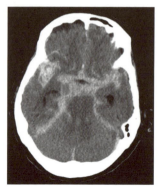

図1　症例1の頭部単純CT画像

症例 2	47歳，女性
主訴	頭痛
現病歴	突然始まった「バットで後頭部を殴られたかのような」人生最悪の激しい後頭部痛と，嘔気・嘔吐があり，救急来院。
身体所見	来院時意識清明で，項部硬直ははっきりしなかった。
経過	複数の医師でCT画像を読影しても，CT上，くも膜下出血の所見をはっきり指摘できなかった（図2）。脳血管造影を行い脳動脈瘤が確認された。
最終診断	くも膜下出血

　誰もがくも膜下出血を疑う典型的な病歴であるが，くも膜下出血の所見は明らかではない。腰椎穿刺の準備をしつつ脳外科医にコンサルトしたところ，病歴が典型的であるため，脳血管造影を先行させることになり，脳動脈瘤破裂によるくも膜下出血の診断がついた。

②診断のピットフォール

　くも膜下出血の診断エラーは昔から多い。1980年代のIowa大学では，くも膜下出血の23～37％が初診時に見落とされ，1990年代のコネチカット州における複数の神経内科部門でも25％が初診時に見逃されていたと

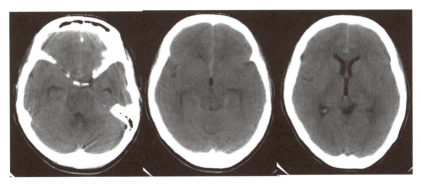

図2 症例2の頭部単純CT画像

報告されている[2]。頭部CTが普及した現在の日本でも，見落としはゼロにはならず一定数は見逃されている。見落としによる医事紛争件数も多い。

初診時に見逃され，2回目以降の診察で，くも膜下出血と診断された32例の分析では，以下の特徴があった[3]。

① 全例が徒歩受診している。
② 2/3以上の症例で頭痛は軽度であった（発症翌日までの受診が8割以上）。
③ 随伴症状は，嘔気・嘔吐が最も多く，他は，頸部痛，悪寒，動眼神経麻痺，下肢脱力など。
④ 初診時診断は，診断名がつけられていないものが最も多く，感冒，急性胃腸炎がそれに次ぐ（**表3**）[3]。
⑤ 3例でCT検査が実施されたが異常なしと診断された。

この分析からも，くも膜下出血の診断プロセスで特にピットフォールになりやすいのは，以下のステップであることがわかる[2]。

① 症状が非典型的なため，くも膜下出血を想起できない。
② 頭部CTの読影が難しい。

表3 見逃された「くも膜下出血」の初診時診断名

初診時診断	例数
感冒	6
急性胃腸炎	3
頸椎捻挫	2
緊張型頭痛	2
片頭痛	1

初診時診断	例数
高血圧	1
食中毒	1
髄膜炎	1
複視	1
診断名不明のまま	14

（文献3より作成）

③症状が非典型的なくも膜下出血

突然発症で，生涯最悪の頭痛と患者が言ってくれれば，誰もがくも膜下出血を疑うが，自然にまたは鎮痛薬で軽快する軽い頭痛は，上述の典型的な特徴から外れるように思われるので，くも膜下出血を想起しにくいかもしれない。

しかし，くも膜下出血の頭痛は生涯最悪の激痛とは限らない。実際に詳しく病歴を聞くと，診断される少し前に，軽度の頭痛を何回か経験している患者はかなりある。いわゆる警告頭痛（warning headache）と呼ばれる頭痛で，脳動脈瘤からの少量の出血（minor leak）によって起こり，嘔気を伴い1～2日持続することが多い。本当は本人にとっては非日常的な頭痛であるのだが，医療機関を受診しても見逃される場合がある。

さらに，くも膜下出血の患者の10％くらいは，頭痛を訴えないとされている。**症例1**のように，頭痛をまったく訴えないくも膜下出血もあることは覚えておきたい。

このように，軽度の頭痛で発症した全身状態の良いくも膜下出血は手術による恩恵が最も大きいが，最も見逃されやすいくも膜下出血でもあるという矛盾がある。

── 頭痛を訴えないくも膜下出血

くも膜下出血を経験した患者自身が行った，62名のくも膜下出血患者の発症時における症状についてのアンケート調査がある（**表4**）[4]。これを

見ると，頭痛で発症している人はもちろん多いが，「ズンとした」「ピシッときた」など，痛みというよりも「突然，頭の中に衝撃が走る」という性状の訴えがかなりあるのに注目したい．くも膜下出血＝頭痛としてこだわりすぎると見逃す症例が出てくる．「突然起こった頭の中の衝撃，違和感」という訴えもくも膜下出血の可能性ありと考えたほうがよいだろう．

くも膜下出血を想起しないとCT撮影までたどり着かず，見落とすことになる．

④ CT読影の難しいくも膜下出血

鞍上部周囲の五角形の高吸収域が，典型的なくも膜下出血のCT像である（図3-A）．このように，健常人にはない異常画像が出現する場合の読影は難しくないが，本来あるべき正常組織が見えにくくなっている（図3-B），正常組織が強調されている（図3-C）のみの異常を示す場合には見落とすことがある．見落としを少なくするためには，図4のように体系的に読影する必要がある．

このように注意深く読影しても，CTの検査特性には限界がある．発症直後は，くも膜下出血に対する感度は十分高い（それでも100％とは考えないほうがよい）が，時間経過とともに，くも膜下腔の出血は髄液で薄まるため感度は低下する（表5[5]）．発症12時間以降はさらに低下して82（70〜90）％という報告もある[6]．

表4 くも膜下出血の症状（生還者62名の証言）

症状	例数
突然の激頭痛（バット痛）	14
突然の頭の異変，後，激頭痛	9
突然の普通と異なる頭痛	22
突然の頭や身体に痛みと異なる異変	17

全員が（何時何分に発症したかわかるほどの）突然発症をしている

（文献4より作成）

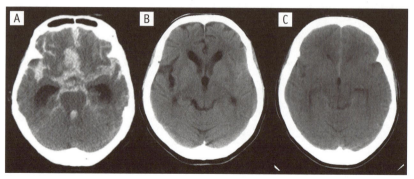

図3 くも膜下出血のCT画像
A：典型的CT像（鞍上部周囲の五角形の高吸収域）
B：正常組織が見にくい（左シルビウス裂が脳実質と同程度の輝度となり，見にくくなっている）
C：正常組織が強調されている（大脳鎌の輝度が強調されている）

（名古屋第二赤十字病院救急科　稲田眞治先生ご提供）

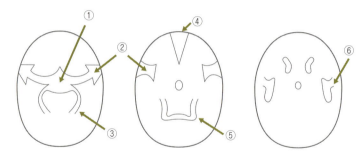

図4 くも膜下出血を見逃さないCTの読影
①鞍上槽（ペンタゴン）→②シルビウス裂→③迂回槽→④前大脳縦裂→⑤四丘体槽→⑥シルビウス裂

表5 くも膜下出血に対する頭部CTの検査特性

対象	n	感度（％）	特異度（％）
患者全体	250	95.4（89.5〜98.5）	100（97.4〜100）
発症後6時間以内	137	98.5（92.1〜100）	100（94.8〜100）
発症後6時間以降	113	90.0（76.3〜97.2）	100（95.1〜100）

（文献5より作成）

すなわち，頭部CTの感度は100％ではないため，臨床的に疑わしい場合で頭部CTが陰性ならば，次は腰椎穿刺を考慮すべきである。特に発症から時間が経っていて，頭部CTが陰性の場合には腰椎穿刺は必須である。腰椎穿刺ではキサントクロミーをチェックし，「頭部CT（－）」＋「キサントクロミー（－）」であれば，くも膜下出血は除外可能とされている。

> **まとめ**
> ➡ くも膜下出血診断のピットフォールになりやすいのは，以下の2点である。
> ① 症状が非典型的なため，くも膜下出血を想起できずCT撮影をしない。激しい頭痛にこだわると想起し損なう。ちょっとした頭痛という訴えもかなりある。頭痛の訴えがないくも膜下出血も少数ながらあることに注意する。
> ② 頭部CTの読影に関する問題。CTのくも膜下出血に対する感度は100％ではなく，さらに時間経過とともに低下する。特に発症12時間以降はCT陰性でも除外できないと考えたほうがよい。

■ 文献

1) 慢性頭痛の診療ガイドライン作成委員会，編：慢性頭痛の診療ガイドライン2013．医学書院，2013．p6-8．
2) Edlow JA, et al：Avoiding pitfalls in the diagnosis of subarachnoid hemorrhage. N Engl J Med. 2000；342(1)：29-36．
3) 今尾幸則，他：初療機関でくも膜下出血と診断できなかった頭痛患者に関する検討．脳卒中の外．2016；44(4)：283-7．
4) 茂木まや子：最初はSAH．
[https://blog.goo.ne.jp/sahmayamama/e/d780478cc3ccb554a11f7282db15a918]
5) Backes D, et al：Time-dependent test characteristics of head computed tomography in patients suspected of nontraumatic subarachnoid hemorrhage. Stroke. 2012；43(8)：2115-9．
6) Sidman R, et al：Subarachnoid hemorrhage diagnosis：lumbar puncture is still needed when the computed tomography scan is normal. Acad Emerg Med. 1996；3(9)：827-31．

6章 診断推論の地雷疾患

3 急性冠症候群（ACS）

虚血性心疾患の疾患概念 いまむかし

　昔は，動脈硬化による冠動脈狭窄がしだいに進行して，最終的に閉塞し心筋梗塞に至ると考えられていた．しかし，冠動脈像造影のデータが蓄積されるにつれて，急性心筋梗塞の発症に至った冠動脈の責任病変は必ずしも有意狭窄を有していないことが明らかになり，プラークの破綻をきっかけに血栓が形成され急激に虚血が進行する病態として，急性冠症候群（acute coronary syndrome；ACS）の疾患概念がつくられた（図1）．

　これに伴い，虚血性心疾患の分類は「狭心症」「不安定狭心症」「急性心筋梗塞」の3分類から「（慢性安定）狭心症」「ACS」の2分類に変わり，ACS

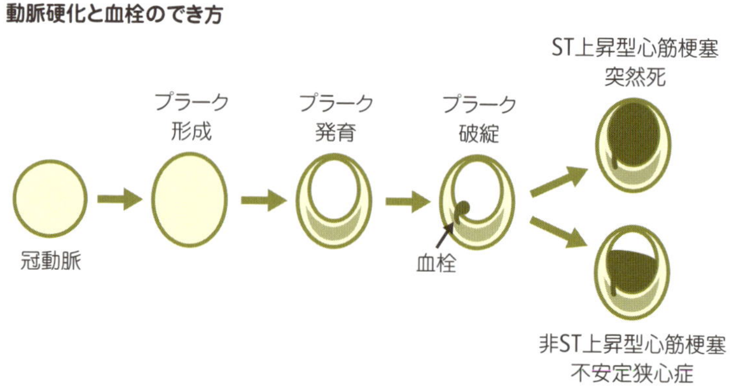

動脈硬化と血栓のでき方

冠動脈 → プラーク形成 → プラーク発育 → プラーク破綻（血栓）→ ST上昇型心筋梗塞／突然死　または　非ST上昇型心筋梗塞／不安定狭心症

図1　ACSの概念

には「不安定狭心症」「急性心筋梗塞」「心臓突然死」が含まれるようになった。不安定狭心症は，血栓が完全に血管を閉塞させないで，詰まったり流れたりしている状態であり，不安定狭心症にとどまるのか，血流が途絶して急性心筋梗塞に進展し，心筋の壊死が起こるかどうかは受診時にはわからない。

したがってACSの診断・治療は，①ACSの可能性を速やかに認識し，②不安定狭心症であれば血流途絶，心筋壊死に進行させないこと，③血流途絶があれば再灌流療法を行って，心筋の壊死をなるべく小範囲にとどめることが目標になる。

地雷疾患3：ACS

症例 1	31歳，男性
主訴	右肩のだるさ
現病歴	受診前日の21時頃から，右肩周辺のだるい感じが出現した。最初は出没していたが，23時頃から持続的になった。就寝しようとしたが，臥位になると息苦しくなる，息をすると気道が熱くなるなどの症状があり眠れず，何度も目が醒めた。明け方になっても軽快しないのでERをウォークイン受診した。受診時には，右腕のだるさ，軽度の冷汗があった。
血管リスク	喫煙20本／日×12年，高血圧，脂質異常症を指摘されたことがあるが，詳細は覚えていない。
身体所見	心電図で，下壁誘導に異常Q波とST上昇を認め（図2），心エコーでは下壁の壁運動異常を確認できた。緊急冠動脈造影を施行し，RCA（右冠動脈）♯3に100％閉塞，LCA（左冠動脈）♯7に90％狭窄を認めた。RCA♯3を今回の責任病変としてPCI（経皮的冠動脈形成術）を施行した。
最終診断	急性下壁心筋梗塞（ST上昇型急性心筋梗塞；STEMI）

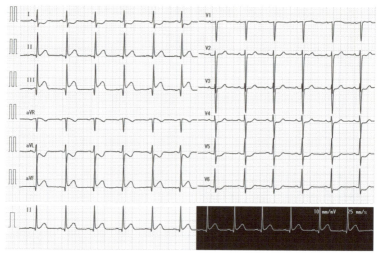

図2 症例1の心電図

　40歳未満での若年発症，胸痛がなく右肩のだるさが主訴という点が二重に非典型的で，心原性疾患を想起しにくい病歴である．本人に確認してみても痛み，特に胸痛，絞扼感はないが，アラームサインである全身の冷汗があるため，心電図（ECG）をとったところ見逃さずに診断できた．ECGの異常所見と心エコーで壁運動異常が認められるので，一度ACSの疑いさえ持てば，診断は難しくなかった．

症例 2	67歳，男性
主訴	胸痛
現病歴	1カ月前より歩行時の胸痛が出現した．10分くらいの歩行で出現し立ち止まって休むと軽快する．持続時間は5分くらい．背中に放散する．最初は4回／週くらいであったが，しだいに胸痛の程度が増強し頻度も6回／週くらいになった．受診当日午前の掃除中に強い胸痛と冷汗が出現した．昼頃には症状は消失したが，不安が強くERを受診した．

血管リスク	喫煙30本／日×30年以外に，リスクはなし。
身体所見	異常認めず。冷汗もなし。心電図：異常認めず，トロポニンT・CK・CKMB：(－)，心エコー：壁運動に異常なし。
経過	自覚症状はなく，心電図（図3），心筋マーカー，心エコーに異常がなかったため，帰宅して経過観察となった。翌日の循環器科再診時の心電図（図4）で，NSTEMIを疑わせる心電図変化がみられ，冠動脈造影の結果，RCA（右冠動脈）♯2に100％閉塞が認められた。
最終診断	ACS（不安定狭心症 ➡ 非ST上昇型急性心筋梗塞；NSTEMI）

　胸痛の性状は，前胸部中心の重苦しい痛み，労作で誘発され，休息で軽快するなど典型的な狭心痛である。また，最近新たに出現した労作性の胸痛が，時間の経過とともに程度・頻度とも増強しているという不安定狭心症の病歴であるが，受診時には無症状であり，検査所見にも異常が認められないという理由で帰宅させたところ，NSTEMI（非ST上昇型急性心筋

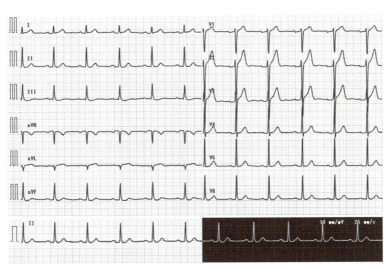

図3　症例2の受診時心電図

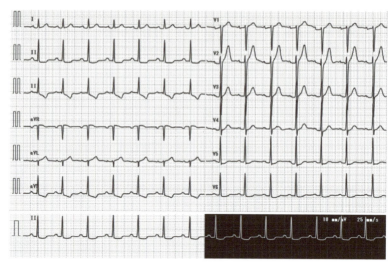

図4 症例2の再診時（初診翌日）の心電図

梗塞）に至ってしまった．症状は典型的だが，ECG異常，心筋逸脱酵素異常のないACS症例である．

① ACS診断のピットフォール

ACSは，ゴールデンタイム内にインターベンションを行えばアウトカムを改善できるcriticalな疾患で，かつcommonである．臨床医はACSを見逃さないように注意を払いながら診療しているが，それでもピットフォールはあり，救急を受診するACSの2％前後は見逃されて帰宅させられている[1]．

ACS診断のピットフォールになりやすいのは，以下の2点である．

① 症状が非典型的なため，ACSを想起しない．
② ACSに対する非侵襲的検査の診断特性の理解不足．

②ACSの症状

心原性胸痛の典型的な性状は、痛みというよりも「重苦しい」「圧迫される」「押さえつけられる」「絞めつけられる感じ」などと表現される。典型的な部位は、胸骨裏部、左前胸部である。

胸痛のない心筋梗塞（無痛性心筋梗塞）は、①「しんどい」「何となく調子が悪い」「冷汗が出る」「嘔気がする」などの、あいまいな非特異的な症状のみであるもの、②めまい、失神、動悸、息切れを訴える場合、さらに③まったく症状がないものまである。

無痛性の心筋梗塞の存在は古くから知られており、Framingham studyでは心筋梗塞患者の25%は症状を認識していなかった[2]。これらの非典型的な症状は、高齢者、女性、糖尿病、腎不全患者に多いとされているが、これらの因子がない患者にも10%前後はあると報告されている。

冷汗は、ACSに限らず、重篤な疾患のサインであることが多い。血管リスクのある患者に冷汗がみられたら、要注意である（**表1**）[3]。

心原性胸痛は、左肩～左上肢、右肩～右上肢、両肩、喉、顎、奥歯周辺、心窩部の症状として現れることがある。右肩の放散痛はACSには非典型的と思われがちであるが、実は左肩への放散痛と同じくらい典型的な症候である（**表1**）[3]。血管リスクを持った患者の心窩部より上の痛み、不快感は要注意でACSを見逃さないようにしたい。

表1 胸痛の性状とACSに対する尤度比（LR）

症状	LR	症状	LR
冷汗	4.6	嘔気・嘔吐	2.0
圧迫感	1.7	狭心症・心筋梗塞の既往	1.5～3.0
右肩への放散痛	2.9	胸膜痛	0.13
左肩への放散痛	2.3	鋭い、刺すような痛み	0.41
両肩への放散痛	7.1		

（文献3より作成）

ACSを診断するための非侵襲的検査の限界

①心電図（ECG）

　ST上昇，新しく出現した異常Q波，冠性T波などの特徴的な所見があれば，STEMI（急性心筋梗塞）の確定診断ができるが，臨床的な意義の判断に苦慮する微妙なST-T変化などの心電図異常の所見では，確定も除外もできない。またECG正常の急性心筋梗塞は，少なく見積もっても5％前後はあるとされている（感度95％）ので，心電図正常の根拠のみでACSを除外するのは危険である。心電図は1回のみの所見で診断するのではなく，以前の所見との変化や，繰り返し施行して経時的な変化を捕まえるとACSの診断に役立つ。

②心筋マーカー

　トロポニンTは発症2～3時間以内での陽性率は低く，感度も低い（発症2時間未満では感度22％，特異度94％，発症6～12時間で感度94％，特異度68％）[4]。また，心筋マーカーは原則として心筋壊死を検出できるが，壊死に至らない虚血は検出できないので，陰性でも不安定狭心症を除外できない。

③心エコー

　メタアナリシスによるACSに対する心エコーは，感度86（72～93）％特異度82（65～91）％である[5]。特に感度は，心エコー陰性のみで安全に除外できるほどの診断特性ではない。

　心電図，心筋マーカー，心エコーなど，ACSを診断するための代表的な非侵襲的検査の感度はどれも100％ではない。ACSの頻度の高さ（事前確率の高さ）を考慮すると，ERのようなACSを確実に除外したい診療環境では，ACSはECGが正常でも，トロポニンTが陰性でも，心エコーが正

常でも除外できないと考えたほうがよい。初診時にこれらの検査所見の異常がなく，時間経過とともに出現してくるのは普通にみられることである。

特に，**症例2**のように病歴が典型的で事前確率が高い場合は要注意で，1回の検査所見でACSを除外して帰宅させるのは非常に危険である。心電図をとりながら経時的に観察する，可能であれば経過観察入院をするなどの対応が勧められる。

➡ ACS 診断のピットフォールは，以下の2点である。
　① 症状が非典型的なため，ACSを想起しない。痛みを訴えない，または胸部以外に症状を訴えるACSは少なからずある。
　② ACSに対する非侵襲的検査の診断特性の理解不足。非侵襲的検査の感度はどれも100%ではない。これらがすべて正常でもACSは除外できない。

■ 文 献

1) Pope JH, et al：Missed diagnoses of acute cardiac ischemia in the emergency department. N Engl J Med. 2000；342(16)：1163-70.
2) Kannel WB, et al：Incidence and prognosis of unrecognized myocardial infarction. An update on the Framingham study. N Engl J Med. 1984；311(18)：1144-7.
3) Panju AA, et al：The rational clinical examination. Is this patient having a myocardial infarction? JAMA. 1998；280(14)：1256-63.
4) Seino Y, et al：Use of a whole blood rapid panel test for heart-type fatty acid-binding protein in patients with acute chest pain：comparison with rapid troponin T and myoglobin tests. Am J Med. 2003；115(3)：185-90.
5) Dedic A, et al：Imaging strategies for acute chest pain in the emergency department. AJR. 2013；200(1)：W26-38.

6章 診断推論の地雷疾患

4 大動脈解離

地雷疾患4：大動脈解離

　大動脈解離（aortic dissection；AD），特にStanford A型は，見逃されて治療が行われないとアウトカムがきわめて悪いが，造影CTを行いさえすれば，ほぼ確実に診断でき，適時かつ適切な外科的介入を受けられれば救命の可能性が高い疾患である．すなわち，短時間のうちに，大動脈解離の想起 ➡ 造影CT ➡ 緊急手術という流れに乗せた対応を行うことが求められる超緊急疾患と言える．

　しかし実際には，大動脈解離を想起しにくい症例が稀ではなく存在し，造影CTにたどりつけず，診断の見逃しが起こるのが問題である．

症例 1	64歳，女性
主訴	意識障害
現病歴	起床時に，ベッドの下で倒れているのを夫が発見して救急要請した．「背中がだるいからさすって」と何度か繰り返していた．最終健在は，前日就寝前．脊椎圧迫骨折の既往があり，以前から背中の痛みを訴えていた．
既往歴	高血圧で降圧薬を服用中．

身体所見	［救急隊現着時］BP：130/54mmHg, HR：60, RR：20, BT：36.4℃, 左半身麻痺, 失禁あり．［救急外来到着時］BP：99/41mmHg, HR：58, RR：18, BT：36.7℃, SpO₂：97%（RA）, 意識レベル：JCS：Ⅰ-2, GCS：E4V4M6, 見当識：名前○, 月○, 場所×, 生年月日○, 頭頸部・胸部・腹部に異常所見認めず，神経学的所見：左上肢挙上不可，左膝立て不可，深部腱反射：左亢進，Babinski：左（＋）
経過	頭部CTでは，出血認めず．脳MRI拡散強調画像冠状断にて右放線冠に高信号を認めた（図1）．左片麻痺と意識障害があり，脳梗塞と診断し治療を開始したが，担当医もこの診断には少し違和感を覚えていた．画像上の脳梗塞責任病変と左片麻痺は矛盾しないが，意識レベルの悪さが脳梗塞と釣り合いがとれない印象である．また，入院時血液検査でD-dimerの異常高値（117.6mg/L，基準値＜1.0mg/L）が認められ，何らかの基礎疾患の存在が疑われた．悪性腫瘍をベースにした凝固亢進状態による脳梗塞を鑑別に入れ，造影CTによる検索を進める過程で，上行大動脈に解離が見つかった（図2）．その結果，同日緊急手術を行い救命できた．胸部X線上の上縦隔拡大所見はretrospectiveに見直しても明らかではなかった（図3）．
最終診断	①Stanford A型急性大動脈解離，②脳梗塞

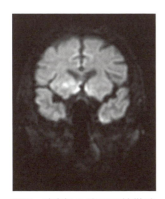

図1 症例1の脳MRI拡散強調画像
右放線冠に高信号を認める

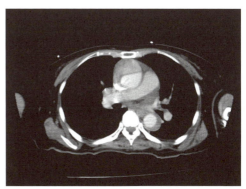

図2 症例1の胸部造影CT画像
上行大動脈の解離が認められた

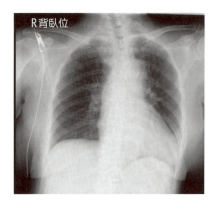

図3　症例1の胸部単純X線画像
上縦隔拡大は明らかでない

　背中のだるさは訴えていたが，背部痛，胸痛がなく，左片麻痺が前面に出ていたため，大動脈解離を想起することが難しかったケースである．動脈解離により頸動脈の閉塞機転が起こり，脳梗塞を発症したと推測される．

　ただし，この症例はER到着時に99/41mmHgと低血圧であった．頭蓋内疾患は原則として急性期には高血圧になるというデータに基づき，意識障害の鑑別診断では血圧が高ければ頭蓋内疾患を考え，血圧が低ければ全身疾患を優先的に考えるというクリニカル・パールがある[1]．

　所見としては脳梗塞だが，「低血圧がある ➡ 普通の脳梗塞に当てはまらない ➡ 解離は？」という思考回路を自分の中につくっておき，大動脈解離とリンクできるようになると見逃しの防止に役立つかもしれない．

症例 2	89歳，女性
主訴	脱力，転倒
現病歴	受診当日の18時頃台所に立っていたところ，突然目の前がきらきらっとして真っ暗になり倒れ込んでしまった．立ち上がろうとしたが，力が入らなかったため救急要請しERに搬送された．意識消失はない．手足がしびれることもなかった．来院までに何回か嘔吐した．下痢，下血，頭痛，痙攣，意識消失はない．
既往歴	高血圧，脊柱管狭窄症，子宮筋腫，心肥大，胆石症

身体所見	［救急隊現着時］BP：80/60mmHg，HR：85，RR：16〜20，SpO$_2$：97％（RA），意識レベル：JCS；0，冷汗あり，顔面蒼白，［救急外来到着時］BP：107/72mmHg，HR：79，RR：21，SpO$_2$：96％（RA），意識レベル：JCS；0，冷汗ないが，手足は冷たい，頭頸部・胸部・腹部・神経学的所見に異常なし，直腸診：出血・黒色便なし．
検査所見	血液検査では，軽度の正球性貧血あり，心筋逸脱酵素（−）．胸部X線では大きな異常を認めない（図4）．心電図では，全般性のT波平低化，V6のST下降を認めるが，非特異的なST-T変化であり，ACSの確定診断とは結びつかない（図5）．
経過	救急医は以下の思考プロセスで診断推論を進め，造影CTを施行したところ，上行大動脈に解離腔が認められ確定診断できた（図6）．①意識消失ははっきりしないが，失神の原因鑑別が必要．救急隊現着時にはショック徴候あり．急性出血，肺塞栓症，大動脈解離，ACSの除外が必要．②胸部症状なく，心電図所見と合わせてもACSの可能性は低いだろう．③急性出血を疑わせる病歴はなく，直腸診は陰性であるのでこれも優先順位は低い．④まず，胸部・腹部の造影CTを行い，所見がなければ脳血管障害のスクリーニングを行う．
最終診断	急性大動脈解離（Stanford A型），心嚢液合併

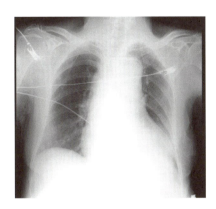

図4　症例2の胸部単純X線画像
上縦隔拡大は明らかでない

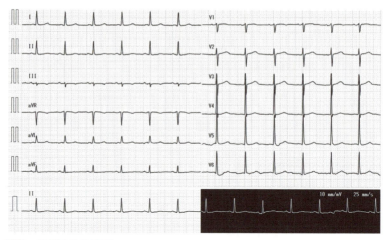

図5　症例2の心電図
非特異的なST-T変化が認められる

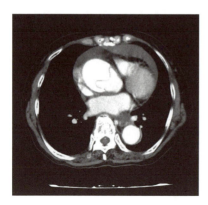

図6　症例2の胸部造影CT画像
上行大動脈の解離と心嚢水が認められる

　救急隊現着時のバイタルは，血圧低下，冷汗，顔面蒼白がみられ，何らかの重大なイベントが起こったことを疑うべきである．患者の症候は失神としても非典型的なものであったが，救急医は，見逃してはならないcriticalな疾患を手際良く挙げて，鑑別診断のリストから大動脈解離を落とすことなく確定診断にたどりついている．
　胸部X線写真は，診断がついてからあらためて見直すと上縦隔が拡大し

ているようにも見えるが，この程度の所見をprospectiveに拾い上げて大動脈解離を疑うのは難しいだろう。なお，**症例2**では，心タンポナーデではないが心囊液の貯留を合併しており，心囊腔への急性出血が一過性の血圧低下，意識消失の原因であった可能性がある。

大動脈解離は非典型的なのが典型的病像

　大動脈解離の典型的病像は**表1**に要約される。これらの教科書的な症候，所見がそろっていれば，誰もが大動脈解離を想起して造影CTへ進むのに異論はない。しかし，実際には大動脈解離の症例のうち，教科書的な典型的臨床像を呈するのは1/3以下で，残りの2/3はこれらの要素が全部そろわない非典型的な症例である。

　高血圧は大動脈解離に特徴的とされるが，大動脈解離患者の1/3以上は正常血圧～低血圧である。胸部X線上の上縦隔拡大は，確定診断がついてから見直して初めて異常ととれるような微妙な所見が多く，prospectiveに大動脈解離を疑うことができるケースは多くない。疼痛については，突然発症の痛みを訴える患者は85％程度で，痛みの性状は，「裂ける」「引き裂かれる」などの教科書的な表現よりも，「鋭い」「圧迫様」「胸膜痛様」「焼けつくよう」などのほうが多い。性状，部位を問わず何らかの痛みを訴えるのは90（85～94）％で，10％程度に痛みを訴えないケースがある[2]。

表1　大動脈解離の典型的病像

- 急好発年齢：50～70歳代
- リスクファクター：高血圧，外傷
- 突然発症の胸背部痛
- 「引き裂かれるような」激痛
- 移動する疼痛
- 脈拍欠損，血圧左右差
- 拡張期雑音
- 胸部X線で，上縦隔拡大

表2　大動脈解離—mimickerとしての症状

心筋梗塞	右冠動脈閉塞
心不全	大動脈閉鎖不全
失神，低血圧	心タンポナーデ
臀部，下肢痛	大腿動脈閉塞
腰背部痛	腎動脈閉塞
腹痛	腹腔動脈閉塞，上腸間膜動脈閉塞
脊髄損傷	脊髄への血流低下
脳梗塞	内頸動脈閉塞，椎骨動脈閉塞

（文献3より作成）

　痛みがないと大動脈解離の想起が非常に難しくなる。大動脈解離の典型的な要素が欠落すること以外に，大動脈解離は他の疾患を擬態するような症状，所見が出現することがある（mimicker）[3]。mimickerとしての合併症には，大動脈の分枝血管が解離により圧迫閉塞されて起こる臓器の虚血症状と，大動脈起始部に解離が波及して起こる大動脈弁閉鎖不全，心タンポナーデなどによる症状が含まれる（**表2**）[3]。これらの合併症では，心電図異常（右冠動脈閉塞による下壁梗塞），呼吸困難，失神，意識障害，腰痛，下肢痛，腹痛，対麻痺，片麻痺などが出現することがあり，**症例1**のように疼痛を訴えないと解離の見逃しにつながりやすい。

　なお，疼痛が前面に出ず，失神を主訴に来院する大動脈解離は，全体の8〜13％にあるとされる。この病像は，Stanford A型が19％，Stanford B型が3％とA型に多い。また，大動脈解離で失神した患者の28％は心タンポナーデを合併していた[3]。

まとめ
⇒ 大動脈解離は，速やかな診断と治療介入がなされないと致死率が高くなる超緊急疾患であるが，①典型的な症状・所見を欠く（特に無痛性），②他の疾患を擬態する（mimicker）ことで，非典型的な病像を示すことが稀ではない「地雷疾患」である。

➡ 特に救急診療においては「背部痛」「腰痛」がなくても，「心電図異常」「呼吸困難」「失神」「意識障害」「下肢痛」「腹痛」「対麻痺」「片麻痺」などの症候に対して，常に急性大動脈解離を頭の片隅に置くようにしたい。

文 献

1) Ikeda M, et al：Using vital signs to diagnose impaired consciousness：cross sectional observational study. BMJ. 2002；325(7368)：800.
2) Mattu A：救急診療のピットフォール. 野口善令, 監訳. 健康医療評価研究機構, 2012, p11-2.
3) 林 寛之：ステップ ビヨンド レジデント 4 救急で必ず出合う疾患編 Part 2. 羊土社, 2008, p66-81.

column 9 AI（人工知能）と診断

　AI（人工知能）は，昨今のホットな話題である。医学領域でも，2016年にIBMの人工知能「Watson」が特殊な白血病を診断して，適切な治療法につなげたと話題になった。「人間の医者が半年かかっても診断できなかった病気を，AIが10分で診断した。AIはすごい」という記事がマスコミをにぎわせたが，具体的な診断の内容はどうもはっきりしない。いろいろな情報をつなぎ合わせて推測すると，実態は以下のような話である。

- 急性骨髄性白血病と診断された患者が，数カ月にわたって化学療法を受けたが寛解に至らなかった。
- 患者細胞の全ゲノムシークエンスを実施し，「Watson for Genomics」で分析したところ，新たな遺伝子変異が見つかり，それに適合が予想されるレジメンに変更したところ患者は軽快した。
- 「Watson for Genomics」にはMedline，特許データ，その他のデータベースなどから得た情報を「学習」させ，医学論文にすると2,000万件以上のデータを蓄積していた。

　膨大な変異情報と大量の文献情報をマッチングさせて，遺伝子変異に適合する治療法を選択したという，通常の診断とは少し異なる意味合いの診断であり，同時にもともとコンピュータが得意としそうな仕事である。AIが人間と独立に診断をつけたわけではなく，意思決定支援に類する仕事であったようである。

AIとは何か

　AIの定義については，研究者の間でも統一されておらずバラバラであるし，かなり抽象的でわかりにくい（**表1**）[1]。松尾は，「入力に応じて適切な出力をする（行動をする）」という視点から，AIと呼ばれているものを4段階に分類しているが，これはわかりやすい説明である[1]。

　①レベル1「単純な制御プログラム」

　家電に搭載された制御プログラムなど。メーカーはAIと自称しているが実際にはAIとは呼べない。

　②レベル2「古典的な人工知能」

　将棋やチェスのプログラム，掃除ロボットなど。振る舞いのパターンが多彩なものに対応した人工知能。

　③レベル3「機械学習ができる人工知識」

　サンプルとなるデータ群をもとに，ルールと知識を自分で学習できる人工知能。実際には，このレベル3以上がAIに値する。以前はレベル2であったプログラムも，機械学習を取り入れてレベル3になってきている。

　④レベル4「ディープラーニングを取り入れた人工知識」

　機械学習をする際のデータを表す変数（特徴量）自体を自己学習する人工知能。

AIと診断，特に直感的認識

　本来の意味の診断推論に関係するAIとして筆者が最初に興味を持ったのは，かなり昔のことで，当時はまだAIという呼び方はされていなかった。

──Cottrellの「顔認識ニューラルネットワーク」

　このニューラルネットワークは，64×64の入力層，80の隠れ層，8の出力層を持つ3層で構成される。最初の入力層に画像を64×64の画素（ピクセル）にして1つひとつの明度が256段階で入力される。出力層からは①「顔性」（その写真が顔かどうか），②「性別」（男），③「性別」（女），④写真の人物の名前（残りの5つの出力の組み合わせによる）が出力される（**図1**）[2]。

表1 AI（人工知能）の定義の例

中島秀之 公立はこだて未来大学学長	人工的につくられた，知能を持つ実態。あるいはそれをつくろうとすることによって知能自体を研究する分野である
西田豊明 京都大学大学院 情報学研究科教授	「知能を持つメカ」ないしは「心を持つメカ」である
溝口理一郎 北陸先端科学技術 大学院大学教授	人工的につくった知的な振る舞いをするもの（システム）である
長尾 真 京都大学名誉教授 前国立国会図書館長	人間の頭脳活動を極限までシミュレートするシステムである
堀 浩一 東京大学大学院 工学系研究科教授	人工的につくる新しい知能の世界である
浅田 稔 大阪大学大学院 工学研究科教授	知能の定義が明確でないので人工知能を明確に定義できない
松原 仁 公立はこだて未来大学教授	究極には人間と区別がつかない人工的な知能のこと
武田英明 国立情報学研究所教授	人工的につくられた，知能を持つ実体。あるいはそれをつくろうとすることによって知能自体を研究する分野である（中島氏と同じ）
池上高志 東京大学大学院 総合文化研究科教授	自然に我々がペットや人に接触するような，情動と冗談に満ちた相互作用を，物理法則に関係なく，あるいは逆らって，人工的につくり出せるシステムを，人工知能と定義する。分析的にわかりたいのではなく，会話したり付き合うことで談話的にわかりたいと思うようなシステム。それが人工知能だ
山口高平 慶應義塾大学理工学部教授	人の知的な振る舞いを模倣・支援・超越するための構成的システム
栗原 聡 電気通信大学大学院 情報システム学研究科教授	工学的につくられる知能であるが，その知能のレベルは人を超えているものを想像している
山川 宏 ドワンゴ人工知能研究所所長	計算機知能のうちで，人間が直接・間接に設計する場合を人工知能と呼んでよいのではないかと思う
松尾 豊 東京大学大学院 工学系研究科准教授	人工的につくられた人間のような知能，ないしそれをつくる技術

所属先は文献1刊行時点のもの

（文献1より引用）

column

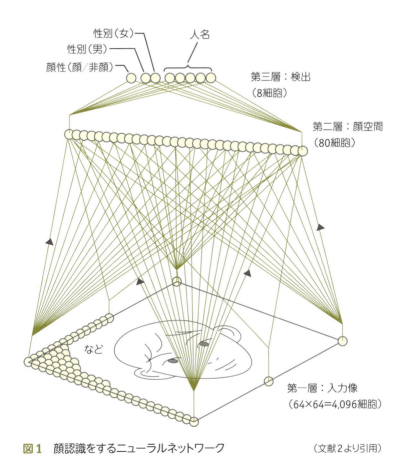

図1 顔認識をするニューラルネットワーク　　　　　（文献2より引用）

「顔認識をするニューラルネットワーク」

11人の男女の様々な角度の顔写真64枚と，顔写真ではない11枚の写真を教師として使用した．

学習の結果，この「顔認識ニューラルネットワーク」では以下のような現象が観察された．

①学習に使われた写真に関しては100%の正解率を示した。
②学習（アルゴリズム）の完成には非常に時間がかかるが，回答はほぼ一瞬で出力される。
③未知の写真では「顔性」に関しては100%，男女に関しては81%で正解した。
④顔写真の一部（1/5）を隠して入力しても正解率はほとんど変わらなかった。ただし，額を隠した場合は正解率が71%まで落ちた。
⑤学習セットを変更して，「Asian少＋African多」の学習セットを使うとAfricanでの識別が良く，「Asian多＋White少」の学習セットではAsianでの識別が良くなった。
⑥学習の結果（アルゴリズム）は隠れ層のニューロンの関数で表現されるが，人間が読んでも何をしているかの意味は理解できなかった。

　この実験は1990年頃の話である。画像認識ニューラルネットワークのプロトタイプではあるが，人間の視覚による直感的認識の特徴の多くが再現できた。

- 学習セットを丸暗記したのではなく未知の人物であっても顔性，男女の認識に応用が利く。
- 学習には時間がかかるが，認識は瞬時に可能である。
- 認識は，経験（学習セット）に依存する。より多く学習したこと，つまり，見慣れたものは認識しやすく，見慣れないものの認識は苦手である。
- 情報の中に認識のもととなる特徴が存在する（この実験からは額の情報が他の部分の情報よりも認識に寄与していることが示唆された）。
- 学習結果アルゴリズムは，まったく同じ構造のニューラルネットワークには移植できても，少しでも構造の異なる他のニューラルネットワークには移植できない，すなわち，完成した人間の直感的認識と同様に言語化や他人への伝達が困難なことも再現している[2]。

　直感的診断は必ずしも視覚のみによるものではないが，ニューラルネットワークを使った画像認識プログラムは，アナロジーとして人間の直感的認識（システム1）を再現したモデルになりうるのではないかと触発された。

column

── ニューラルネットワークのしくみ

　ニューラルネットワークは，生体の脳の構造である神経細胞（ニューロン）と神経回路網を，コンピュータ上に人工ニューロンという数式モデルで表現したものである（図2）。

　入力層，出力層，隠れ層の各層にはニューロン細胞（ノード）が配置され，各層の間のノードは，ノード同士のつながりの強さを示す重み（ウエイト）Wでつながっている。この構造に基づいてニューラルネットワークでは，データが入力層のXに入力されると，その値に重みW_1をかけて隠れ層のYに結果が出力される。次にYの値を入力として重みW_2をかけた値が出力層のZに出力される。ニューラルネットワークの学習（アルゴリズム形成）は，出力と教師データを比較し，出力が教師データに近づくようにW_1とW_2を調整することを意味する。

　単純な三層構造のプロトタイプでこれだけ直感的認識を再現できたのだから，本来はもっと複雑な脳組織に似せて，隠れ層を多層化しニューロン数も増やすなどすれば，さらに高度なことができるのではないかと誰もが期待したが，隠れ層のノードに人間が手作業で重みづけをするには大変な労力と時間がかかり，多層化された隠れ層の重みづけは複雑すぎて手作業

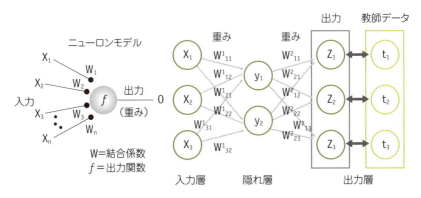

図2　ニューラルネットワークのしくみ
出力と教師データを比較し，出力が教師データに近づくようにW_1とW_2を調整する

ではほぼ不可能であることや，他の多くの技術的理由でニューラルネットワークの進歩は頓挫する。

この障害を乗り越えるためには，ハードウェアの高性能化とともに機械学習とディープラーニング（深層学習）という技術の発展を待たなければならなかった。

機械学習とディープラーニング

機械学習により，人間が手作業であらかじめすべての動作をプログラムしなくても，データをコンピュータ自身が解析し，法則性やルールを見つけ出すことができるようになった。

ニューラルネットワークに機械学習を応用して，ディープラーニングの技術が開発され，多層ニューラルネットワークの出力層から遠い深層にも効率的に重みづけが可能になり，AIの名にふさわしいものになった（図3）。もともとは「教師あり学習」を行っていたが，「教師なし学習」も可能になった。

教師あり学習では，「男か女か」の判別をするために，「男」「女」のラベルをつけた大量のデータをAIに入力すると，男か女かの境界を線引きする

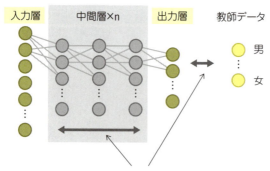

図3　ディープラーニングのしくみ

column

　重みづけが自動的に生成される。このため人間がルールを設定する必要がない。さらに，進んで「教師なし学習」では，AIに入力用のデータのみを与えると，AIが自分でデータの中にある一定のパターン（特徴量と呼ばれる）やルールを抽出してくる。

　2012年に，Googleがネコを認識できるAIを作成したことが大きなニュースになった[3]。この画像認識ニューラルネットワークは，教師なし学習の例である。学習データとして，ネコを含む画像1,000万枚をディープラーニングで学習させたところ，ネコの顔の写真の入力に対して強く反応（出力）するニューロンが生成した。ネコニューロンの出力を観察すれば，入力画像が「ネコ」であるかそうでないかを，精度良く識別することができた。

　これは，幼児が毎日いろいろなものを見るうちに，自然に「ネコとはこういうもの」というイメージ（ゲシュタルト）を形成していくのに似ている。親が「これはネコ，これはイヌ」とラベルづけして，「教師あり学習」を繰り返せば，さらに効率良く学習するだろう。GoogleのAIは「教師なし学習」でもネコニューロンを生成したが，大量の学習データが必要で，やはり「教師あり学習」よりも効率は悪いようである。

AIの医療分野での可能性

　AIを利用した人間の直感的認識に似せた画像認識は，病理診断，画像診断には有望そうで，実用化される日はすぐそこに来ていると思われる。実際に皮膚科領域では，学習したAIは専門医と同程度の正確さで皮膚癌や悪性黒色腫の画像を識別できることが報告された[4]。実用化への問題点は，AI学習に必要とされる大量の画像データをいかに安価に調達するかである。

　さらに将来的には，画像診断だけでなく臨床医が行っているようなすべての情報を総合して診断をつけるAIも実用化できるのではないかと予想される。臨床医が利用している情報には患者の話を音声入力して，逐語的ではなく文脈的な意味もくみとった病歴として抽出したテキスト情報，患

者の様子，動き，皮膚の所見などの視診的な画像情報，聴診的な音声情報，触診的な情報，嗅覚的な情報（依存度は低い）などがあるが，これらをAIで利用するための入力センサーの開発から行わなければならない領域もあり，人間が行うように診断を下すAIの実用化までにはやはり時間がかかるだろう．

　ただし，上述のAI学習の原理から異なる学習データで学習したAIは，同一の疾患に異なるゲシュタルトを形成する可能性がある．つまり，AIによっては同じ患者に異なった診断を下すかもしれない．また，AI診断はシステム1と同じくブラックボックス的な働きをするために検証が難しい．人間が予期しない診断がつけられた場合の検証方法をどうするかも問題になるだろう．

まとめ

- ニューラルネットワークを用いた画像認識AIは，直感的認識のモデルとなる．
- ディープラーニングを応用したAIによる画像認識は実用的利用に耐えるレベルまできているが，AI学習には大量のデータが必要である．
- AI学習の原理から異なる学習データで学習したAIは，同一の疾患に異なるゲシュタルトを形成する可能性がある．

文献

1) 松尾 豊：人工知能は人間を超えるか―ディープラーニングの先にあるもの．KADOKAWA, 2015, p84.
2) Churchland PM：認知哲学―脳科学から心の哲学へ．信原幸弘，他訳．産業図書，1997, p52.
3) QV Le, et al：Building High-level Features Using Large Scale Unsupervised Learning. the 29th International Conference on Machine Learning, Edinburgh, Scotland, UK, 2012.
〔https://icml.cc/2012/papers/73.pdf〕（2019年4月閲覧）
4) Esteva A, et al：Dermatologist-level classification of skin cancer with deep neural networks. Nature. 2017；542(7639)：115-8.

索引

数字

2×2表 **61**
　　──の読み方 **114**
5Dのアウトカム **171**

欧文

A
acute coronary syndrome (ACS) **214, 215**
　　──の概念 **214**
　　──の症状 **219**
　　──を診断するための非侵襲的検査 **220**
　　──診断のピットフォール **218**
AI **230**
　　──の定義 **231**
angioedema with eosinophilia **23**
aortic dissection (AD) **222**
Aunt Minnie approach **12**

B
biomedical model **171, 191**

C
chunk **134**
clinical presentation **54**
cluster **175**
critical vs common **94**

Croskerry **17**
CT読影の難しいくも膜下出血 **211**

D
diagnostic test accuracy **112**
dual process theory **14, 20**

G
gut feeling **11**

H
heuristic **15**
Hickam's dictum **146**
high yield **104**
　　──なプロブレム **123**
horizontal-vertical tracing (HVT) **181**

I
intuition **33**

K
Kahneman **14**
killer 5 chest pains **95**
killer sore throat **90, 198**
KJ法 **130**

M
mimicker **228**
modified Wells criteria **165**

N
neuro linguistic programming (NLP) **81**

O
Occam's razor **145**
OPQRST **70**

P

pertinent negative **133**
PI（C）OT **61**
pivot **175**
　　——& cluster strategy（PCS）
　　174
problem list **75**

R

reflective practitioner **42**
review of systems（ROS） **71**
rule in **83**
rule out **83**

S

Saintの三徴 **149**
semantic qualifier（SQ） **67**
sixth sense **11**
SLEの病像 **179**
SnNout **114**
SpPin **114**
stridor **203**
supervised learning **42**

T

TASS **16**
Treat/no Treatモデル **188**
Treat/Test/Waitモデル **191**

U

unsupervised learning **42**

W

Watson **230**
Wells criteria **169**
William Osler **44**

和文

あ

アイウエオチップス **91**

い

インパクト **78**
意識下 **77**
異物同名 **49**
一元的 **147**
陰性尤度比（LR−） **117**
咽頭痛のレッドフラッグサイン **203**

え

演繹 **108**

お

大まかな未来図 **193**

か

カットオフ **61**
かぜ症候群のSQ **69**
かたまり **134**
仮説演繹法 **83, 88**
仮説形成 **12**
仮説検証 **13**
確定診断 **14, 83, 118**
確定方向 **95**
確率の解釈 **138**
学習の4段階 **78**
合併症 **181**
関節炎の鑑別診断 **183**
関節リウマチ **5**

き

キーワード **39, 52**
機械学習 **236**
客観確率 **138**
急性喉頭蓋炎 **198, 199**

240

急性冠症候群 214
急性胆管炎 50, 51
　　──の診断基準 53
教師あり学習 30, 42
教師なし学習 42
局在診断 107
局在病変からの病因推定 108

く
クラミジア尿道炎 186
グループ化 124
くも膜下出血 205
　　──が疑われる症状 206
　　──の典型的ゲシュタルト 207

け
ゲシュタルト 103
系統的想起 91
血球貪食症候群合併 6
検査後確率 87, 118
検査特性 112
検査前確立 118
顕微鏡的多発血管炎 25

こ
ゴールドスタンダード 61
ゴミ箱つき複数仮説並列モデル 157
高カルシウム（Ca）血症 5
好酸球性血管浮腫 5, 23

さ
作業記憶 151

し
システム1 14, 15, 16, 20, 27
システム2 14, 15, 16, 20
紫斑の鑑別診断 124
事後オッズ 116
事後確率 61

事前確率 61, 85, 138
　　──の見積もり 139
　　──の目安 141
地雷疾患 196
　　──の特徴 197
軸 175
疾患概念とゴールドスタンダード 62
疾患概念の表現 63
疾患ゲシュタルト 34, 37
　　──の成熟 40
疾患スクリプト 35
疾患スペクトラム 56, 57
疾患の全体像 34
疾患パターン 35
疾患分類のVINDICATE!!!＋P 91
主観確率 139
除外診断 14, 83, 118
除外方向 95
省察的実践家 41, 42
神経言語プログラミング 81
診断仮説の形成 83
診断仮説の検証 83
診断精度 112
診断特性 61, 112
診断のゴール 84, 118
診断の性能 112
人工知能 230

す
頭痛のレッドフラッグサイン 206
頭痛を訴えないくも膜下出血 210
推論 10, 15, 20
　　──による診断 12
　　──の2ステップ 82

せ
星座 35
成人スチル病 6
生物医学的モデル 171, 191
潜在意識 77
前頸部圧痛の鑑別診断 104
全体像 103

た
多元的 147
多臓器・多系統 121
対立仮説の影響 164
大動脈解離 222
　　――の典型的病像 227
第六感 11
正しい診断 171
単一診断仮説モデル 153
単純症例 120

ち
致死的咽頭痛 90
治療開始の閾値 171
近道思考 15
直観 32
直感 10, 15, 20, 32
　　――的認識 11
　　――による診断 11

て
テンプレート 35
ディープラーニング 236
典型的病像 49

と
同物異名 49
毒素性ショック症候群 101

に
ニューラルネットワーク 231, 235

二
二重過程理論 14, 17, 20
似て非なるもの 39
認知バイアス 26, 27, 29

の
ノイズ情報 113
ノイズと虫食い 59
ノモグラム 88

は
反応性関節炎 185

ひ
ヒッカムの格言 147
ヒトパルボウイルスB19感染症の病像 180
ヒューリスティック 15, 26
ひらめかない 19
びまん性肺胞出血（diffuse alveolar hemorrhage）の鑑別診断 135
非典型的なくも膜下出血 210
非典型的病像 49, 55
　　――をとる理由 56
病因診断 107

ふ
フレームワーク 173
部位別腹痛の鑑別診断 92
複雑症例 120, 121
複数仮説並列モデル 156
副腎不全 74
分析的システム 16
分析的なアプローチ 12

へ
ベイズの定理 87, 116

ま
マクロファージ活性化症候群 6

242

む

無意識　77
無差別の原理　140, 154
無痛性の心筋梗塞　219
群れ　175

よ

陽性尤度比（LR+）　117

り

リスク　182

理由不十分の原則　140
淋菌性関節炎　186
淋菌性尿道炎　186
臨床決断分析　187
臨床像の現れ方　54
臨床的診断　107

わ

ワーキングメモリ　151

著者

野口善令(のぐち よしのり)
名古屋第二赤十字病院副院長／第一総合内科部長

略歴

1982年	名古屋市立大学医学部卒業
	社会保険浜松病院内科部長，国立浜松病院内科医長を経て
1993年	Beth Israel Medical Center Resident of Internal Medicine
1995年	Tufts-New England Medical Center Fellow of Clinical Decision Making
1997年	Harvard School of Public Health 卒業
1997年	京都大学医学部附属病院総合診療部助手
2004年	藤田保健衛生大学医学部一般内科助教授
2006年	名古屋第二赤十字病院総合内科部長
2014年より現職	

日本内科学会内科認定医，日本内科学会総合内科専門医，
日本プライマリ・ケア連合学会プライマリ・ケア認定医，米国内科専門医

診断推論
奥義伝授

定価(本体4,200円+税)
2019年8月30日 第1版

著　者	野口善令
発行者	梅澤俊彦
発行所	日本医事新報社　www.jmedj.co.jp
	〒101-8718　東京都千代田区神田駿河台2-9
	電話 (販売) 03-3292-1555　(編集) 03-3292-1557
	振替口座　00100-3-25171
印　刷	ラン印刷社

© Yoshinori Noguchi　2019　Printed in Japan
ISBN978-4-7849-6265-5　C3047　¥4200E

本書の複製権・翻訳権・上映権・譲渡権・公衆送信権(送信可能化権を含む)は(株)日本医事新報社が保有します。

JCOPY 〈(社)出版者著作権管理機構 委託出版物〉
本書の無断複写は著作権法上での例外を除き禁じられています。複写される場合は，そのつど事前に，(社)出版者著作権管理機構(電話 03-3513-6969, FAX 03-3513-6979, e-mail:info@jcopy.or.jp)の許諾を得てください。

電子版のご利用方法

巻末の袋とじに記載された**シリアルナンバー**で，本書の電子版を利用することができます。

手順①：日本医事新報社Webサイトにて**会員登録（無料）**をお願い致します。
（既に会員登録をしている方は手順②へ）

日本医事新報社Webサイトの「Web医事新報かんたん登録ガイド」でより詳細な手順をご覧頂けます。
www.jmedj.co.jp/files/news/20180702_guide.pdf

手順②：登録後「**マイページ**」に**移動**してください。
www.jmedj.co.jp/mypage/

「マイページ」

マイページ中段の「電子コンテンツ」より
電子版を利用したい書籍を選び，
右にある「SN登録・確認」ボタン（赤いボタン）をクリック

表示された「電子コンテンツ」欄の該当する書名の
右枠にシリアルナンバーを入力

入力

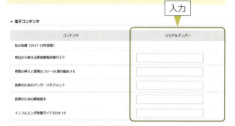

下部の「確認画面へ」をクリック

「変更する」をクリック

会員登録（無料）の手順

1 日本医事新報社Webサイト（www.jmedj.co.jp）右上の「**会員登録**」を**クリック**してください。

クリック

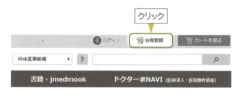

2 サイト利用規約をご確認の上（1）「**同意する**」に**チェック**を入れ，（2）「**会員登録する**」を**クリック**してください。

3 （1）**ご登録用のメールアドレスを入力**し，（2）「**送信**」を**クリック**してください。登録したメールアドレスに確認メールが届きます。

4 確認メールに示された**URL（Webサイトのアドレス）**を**クリック**してください。

5 会員本登録の画面が開きますので，**新規の方は一番下の**「**会員登録**」を**クリック**してください。

新規の方は
こちらをクリック

6 会員情報入力の画面が開きますので，（1）**必要事項を入力**し（2）「**（サイト利用規約に）同意する**」に**チェック**を入れ，（3）「**確認画面へ**」を**クリック**してください。

7 会員情報確認の画面で入力した情報に誤りがないかご確認の上，「**登録する**」を**クリック**してください。